全国医药中等职业教育药学类"十四五"规划教材(第三轮)

供检验、药学、中药类专业使用

# 微生物检验技术

主　编　林　勇　林　楠

编　者　(以姓氏笔画为序)

马颢璐 (上海市材料工程学校)

王林涛 (江苏省常州技师学院)

王菲菲 (天津市药科中等专业学校)

汪春玲 (江西省医药学校)

林　勇 (江西省医药学校)

林　楠 (上海市医药学校)

赵　静 (天水市卫生学校)

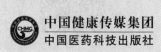 中国健康传媒集团
中国医药科技出版社

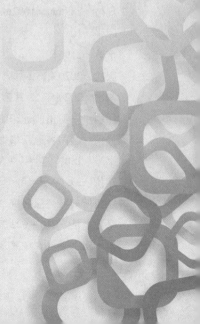

# 内 容 提 要

本教材是"全国医药中等职业教育药学类'十四五'规划教材（第三轮）"之一，是根据本课程教学大纲的基本要求和特点编写而成。本教材按《中华人民共和国药典》（2020 年版）的相关要求，针对目前中等职业教育教学改革的最新成果，紧密结合中职学生的特点及医药行业对人才的要求，以项目化教学为主线编写而成。主要内容有微生物检验操作中的安全操作、灭菌药品的无菌检查、非规定灭菌药品及中药饮片微生物限度与控制菌检查、药品内毒素检查、药品热原物质检查、药品过敏反应检查、药品急性毒性检查、药品对血液的影响、抑菌剂抑菌效力的检查、抗生素效价微生物法测定等。本教材为书网融合教材，即纸质教材有机融合电子教材、教学配套资源（PPT、微课、视频、图片等）、题库系统、数字化教学服务（在线教学、在线作业、在线考试），使教学资源更加多样化、立体化。

本教材主要供中等职业院校检验、药学、中药类专业教学使用，也可作为食品药品行业职工继续教育和培训的教材。

## 图书在版编目（CIP）数据

微生物检验技术/林勇，林楠主编．—北京：中国医药科技出版社，2020. 12
全国医药中等职业教育药学类"十四五"规划教材．第三轮
ISBN 978 - 7 - 5214 - 2161 - 3

Ⅰ．①微…　Ⅱ．①林…　②林…　Ⅲ．①病原微生物 - 医学检验 - 中等专业学校 - 教材　Ⅳ．①R446.5

中国版本图书馆 CIP 数据核字（2020）第 231937 号

美术编辑　陈君杞
版式设计　友全图文

出版　**中国健康传媒集团** | 中国医药科技出版社
地址　北京市海淀区文慧园北路甲 22 号
邮编　100082
电话　发行：010 - 62227427　邮购：010 - 62236938
网址　www.cmstp.com
规格　787mm×1092mm $^1/_{16}$
印张　10 $^1/_4$
字数　219 千字
版次　2020 年 12 月第 1 版
印次　2020 年 12 月第 1 次印刷
印刷　三河市航远印刷有限公司
经销　全国各地新华书店
书号　ISBN 978 - 7 - 5214 - 2161 - 3
定价　**39.00 元**

获取新书信息、投稿、为图书纠错，请扫码联系我们。

# 出版说明

2011 年，中国医药科技出版社根据教育部《中等职业教育改革创新行动计划（2010—2012 年）》精神，组织编写出版了"全国医药中等职业教育药学类专业规划教材"；2016 年，根据教育部 2014 年颁发的《中等职业学校专业教学标准（试行）》等文件精神，修订出版了第二轮规划教材"全国医药中等职业教育药学类'十三五'规划教材"，受到广大医药卫生类中等职业院校师生的欢迎。为了进一步提升教材质量，紧跟职教改革形势，根据教育部颁发的《国家职业教育改革实施方案》（国发〔2019〕4 号）、《中等职业学校专业教学标准（试行）》（教职成厅函〔2014〕48 号）精神，中国医药科技出版社有限公司经过广泛征求各有关院校及专家的意见，于 2020 年 3 月正式启动了第三轮教材的编写工作。在教育部、国家药品监督管理局的领导和指导下，在本套教材建设指导委员会专家的指导和顶层设计下，中国医药科技出版社有限公司组织全国 60 余所院校 300 余名教学经验丰富的专家、教师精心编撰了"全国医药中等职业教育药学类'十四五'规划教材（第三轮）"，该套教材付梓出版。

本套教材共计 42 种，全部配套"医药大学堂"在线学习平台。主要供全国医药卫生中等职业院校药学类专业教学使用，也可供医药卫生行业从业人员继续教育和培训使用。

本套教材定位清晰，特点鲜明，主要体现如下几个方面。

**1. 立足教改，适应发展**

为了适应职业教育教学改革需要，教材注重以真实生产项目、典型工作任务为载体组织教学单元。遵循职业教育规律和技术技能型人才成长规律，体现中职药学人才培养的特点，着力提高药学类专业学生的实践操作能力。以学生的全面素质培养和产业对人才的要求为教学目标，按职业教育"需求驱动"型课程建构的过程，进行任务分析。坚持理论知识"必需、够用"为度。强调教材的针对性、实用性、条理性和先进性，既注重对学生基本技能的培养，又适当拓展知识面，实现职业教育与终身学习的对接，为学生后续发展奠定必要的基础。

**2. 强化技能，对接岗位**

教材要体现中等职业教育的属性，使学生掌握一定的技能以适应岗位的需要，具有一定的理论知识基础和可持续发展的能力。理论知识把握有度，既要给学生学习和掌握技能奠定必要的、足够的理论基础，也不要过分强调理论知识的系统性和完整性；

注重技能结合理论知识，建设理论－实践一体化教材。

### 3. 优化模块，易教易学

设计生动、活泼的教学模块，在保持教材主体框架的基础上，通过模块设计增加教材的信息量和可读性、趣味性。例如通过引入实际案例以及岗位情景模拟，使教材内容更贴近岗位，让学生了解实际岗位的知识与技能要求，做到学以致用；"请你想一想"模块，便于师生教学的互动；"你知道吗"模块适当介绍新技术、新设备以及科技发展新趋势、行业职业资格考试与现代职业发展相关知识，为学生后续发展奠定必要的基础。

### 4. 产教融合，优化团队

现代职业教育倡导职业性、实践性和开放性，职业教育必须校企合作、工学结合、学作融合。专业技能课教材，鼓励吸纳 1~2 位具有丰富实践经验的企业人员参与编写，确保工作岗位上的先进技术和实际应用融入教材内容，更加体现职业教育的职业性、实践性和开放性。

### 5. 多媒融合，数字增值

为适应现代化教学模式需要，本套教材搭载"医药大学堂"在线学习平台，配套以纸质教材为基础的多样化数字教学资源（如课程 PPT、习题库、微课等），使教材内容更加生动化、形象化、立体化。此外，平台尚有数据分析、教学诊断等功能，可为教学研究与管理提供技术和数据支撑。

编写出版本套高质量教材，得到了全国各相关院校领导与编者的大力支持，在此一并表示衷心感谢。出版发行本套教材，希望得到广大师生的欢迎，并在教学中积极使用和提出宝贵意见，以便修订完善，共同打造精品教材，为促进我国中等职业教育医药类专业教学改革和人才培养作出积极贡献。

# 全国医药中等职业教育药学类"十四五"规划教材（第三轮）

## ———◦ 建设指导委员会名单 ◦———

**主 任 委 员**　张耀华　中国药师协会

**副主任委员**　（以姓氏笔画为序）

| | | | |
|---|---|---|---|
| 刘运福 | 辽宁医药职业学院 | 阳　欢 | 江西省医药学校 |
| 孙师家 | 广东省食品药品职业技术学校 | 李　刚 | 亳州中药科技学校 |
| 李　冰 | 淄博市技师学院 | 李榆梅 | 天津药科中等专业学校 |
| 沈雁平 | 淮南职业教育中心 | 宋向前 | 天水市卫生学校 |
| 张雪昀 | 湖南食品药品职业学院 | 张福莹 | 潍坊弘景中医药学校 |
| 张橡楠 | 河南医药健康技师学院 | 周　琦 | 广西中医药大学附设中医学校 |
| 贾　强 | 山东药品食品职业学院 | 倪　汀 | 江苏省常州技师学院 |
| 蒋忠元 | 上海市医药学校 | 程　敏 | 四川省食品药品学校 |
| 靳柯娟 | 安徽阜阳技师学院 | 薛亚明 | 北京实验职业学校 |

**委　员**　（以姓氏笔画为序）

| | | | |
|---|---|---|---|
| 丁冬梅 | 广东省食品药品职业技术学校 | 马　昕 | 本溪市化学工业学校 |
| 王小佳 | 揭阳市卫生学校 | 王金鹏 | 四川省食品药品学校 |
| 王桂梅 | 山东药品食品职业学院 | 厉　欢 | 河南医药健康技师学院 |
| 石　磊 | 江西省医药学校 | 卢延颖 | 本溪市化学工业学校 |
| 卢楚霞 | 广东省新兴中药学校 | 田　洋 | 本溪市化学工业学校 |
| 冯建华 | 四川省食品药品学校 | 巩海涛 | 山东药品食品职业学院 |
| 吕　慎 | 上海市医药学校 | 刘　波 | 上海市医药学校 |
| 刘开林 | 四川省食品药品学校 | 刘长久 | 四川省食品药品学校 |
| 刘巧元 | 湖南食品药品职业学院 | 刘桂丽 | 江苏省常州技师学院 |
| 许瑞林 | 江苏省常州技师学院 | 孙　晓 | 山东药品食品职业学院 |

| | | | |
|---|---|---|---|
| 苏兰宜 | 江西省医药学校 | 杨永庆 | 天水市卫生学校 |
| 李 芳 | 珠海市卫生学校 | 李应军 | 四川省食品药品学校 |
| 李桂兰 | 江西省医药学校 | 李桂荣 | 山东药品食品职业学院 |
| 李承革 | 四川省食品药品学校 | 何 红 | 江西省医药学校 |
| 张 玲 | 山东药品食品职业学院 | 张一帆 | 山东药品食品职业学院 |
| 张小明 | 四川省食品药品学校 | 陈 静 | 江西省医药学校 |
| 林 勇 | 江西省医药学校 | 林 楠 | 上海市医药学校 |
| 欧阳小青 | 广东省食品药品职业技术学校 | 欧绍淑 | 广东省湛江卫生学校 |
| 尚金燕 | 山东药品食品职业学院 | 罗 翀 | 湖南食品药品职业学院 |
| 罗玲英 | 江西省医药学校 | 周 容 | 四川省食品药品学校 |
| 郑小吉 | 广东省江门中医药学校 | 柯宇新 | 广东省食品药品职业技术学校 |
| 赵 磊 | 四川省食品药品学校 | 赵珍东 | 广东省食品药品职业技术学校 |
| 秦胜红 | 四川省食品药品学校 | 贾效彬 | 亳州中药科技学校 |
| 夏玉玲 | 四川省食品药品学校 | 高 娟 | 山东药品食品职业学院 |
| 高丽丽 | 江西省医药学校 | 郭常文 | 四川省食品药品学校 |
| 黄 瀚 | 湖南食品药品职业学院 | 常光萍 | 上海市医药学校 |
| 崔 艳 | 上海市医药学校 | 董树裔 | 上海市医药学校 |
| 鲍 娜 | 湖南食品药品职业学院 | | |

# 全国医药中等职业教育药学类"十四五"规划教材（第三轮）

## ———◦ 评审委员会名单 ◦———

# 数字化教材编委会

主　编　林　勇　林　楠

编　者　（以姓氏笔画为序）

马颢璐（上海市材料工程学校）

王林涛（江苏省常州技师学院）

王菲菲（天津市药科中等专业学校）

汪春玲（江西省医药学校）

林　勇（江西省医药学校）

林　楠（上海市医药学校）

赵　静（天水市卫生学校）

# 前言

本教材是"全国医药中等职业教育药学类'十四五'规划教材（第三轮）"之一，针对目前中等职业教育学生的特点、中等职业教育教学改革的最新成果及医药企业对人才的需求，以项目化教学为主线编写而成。

本教材在编写过程中，打破了微生物学、药理学等原有的学科体系，突出了企业工作中必备的实训操作技能。实训技能部分按"任务引领型""项目化教学"的教学要求，对照企业某一项任务的工作程序及操作进行编写，体现了职业院校学生"在做中学、在训中熟"的先进职教理念。基本知识部分是以工作运用为主、基本理论为次的要求编写而成。本教材为书网融合教材，即纸质教材有机融合电子教材、教学配套资源（PPT、微课、视频、图片等）、题库系统、数字化教学服务（在线教学、在线作业、在线考试），使教学资源更加多样化、立体化，易教易学，也便于自学。

本教材紧跟 2020 年版《中华人民共和国药典》（以下简称《中国药典》）要求，主要内容有微生物检验操作中的安全操作、灭菌药品的无菌检查、非规定灭菌药品及中药饮片微生物限度与控制菌检查、药品内毒素检查、药品热原物质检查、药品过敏反应检查、药品急性毒性检查、药品对血液的影响、抑菌剂抑菌效力的检查、抗生素效价微生物法测定等。本教材主要供中等职业院校检验、药学、中药类专业教学使用，也可作为食品药品行业职工继续教育和培训的教材。

本教材由林勇、林楠担任主编，全书编写分工如下：项目一及项目五由马颢璐编写；项目二由林勇编写；项目三与项目六由林楠编写；项目四由王菲菲编写；项目七与项目八由王林涛编写；项目九与项目十由赵静编写；项目十一由汪春玲编写。

本教材中各种试剂名称、培养基名称、药品检验菌的名称及方法等均以《中国药典》（2020 年版）、《药品生产质量管理规范》（2010 年修订）为依据。本教材在编写过程中得到各编者单位的大力支持，谨此表示感谢。本教材在编写过程中，参考了很多文献、资料及教材，难以一一鸣谢作者，在此一并表示感谢。

由于编者能力与经验有限，加上学科发展迅速，书中难免有疏漏与不足之处，恳请广大读者和专家批评指正，以便修订时进一步改进。

编　者
2020 年 10 月

# 目录

● 1. 掌握无菌室的清洁、消毒方法；无菌室洁净度的检测方法；斜面接种的方法；无菌操作的基本环节；平板划线分离法及平板涂布分离法；各种微生物的菌落特征观察。

● 2. 熟悉防护服的使用；微生物培养物和菌种的无害化处理；常用实验动物的捉拿方法。

● 1. 掌握无菌检查的方法及步骤。

● 2. 熟悉无菌检查的适用范围。

1. 掌握平皿法和薄膜过滤法的方法及步骤。

2. 熟悉微生物计数法的适用范围。

1. 掌握控制菌检查的常用方法。

2. 熟悉控制菌检查法的原理。

● 1. 掌握抑菌效力检定的
　　方法。
● 2. 熟悉悬菌液的制备。

1. 掌握异常毒性检查法的方法及步骤。
2. 熟悉异常毒性检查法的适用范围。

1. 掌握热原检查法的方法和步骤及结果判断；家兔检查法的工作程序与方法。
2. 熟悉热原来源、性质及作用机制。

- 1. 掌握凝胶法检测供试品细菌内毒素的方法及步骤；细菌内毒素检查结果判断原则。
- 2. 熟悉内毒素概念、生物学活性等基础知识。

- 1. 掌握过敏反应检查的方法、操作与结果判断。
- 2. 熟悉实验动物常见的过敏反应症状。

- 1. 掌握溶血与凝聚检验的方法、操作和结果判断。
- 2. 熟悉溶血与凝聚试验设计的原理。

1. 掌握抗生素标准品、供试品、单位的含义。

2. 掌握二剂量法测定抗生素效价的原理、步骤。

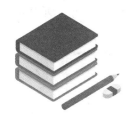

# ▶▶ 项目一 绪 论

学习目标

**知识要求**

1. **掌握** 无菌室的清洁、消毒方法；无菌室洁净度的检测方法；斜面接种的方法；无菌操作的基本环节；平板划线分离法及平板涂布分离法；各种微生物的菌落特征观察。

2. **熟悉** 防护服的使用；微生物培养物和菌种的无害化处理；常用实验动物的捉拿方法。

3. **了解** 实验室水电气的安全处理方法。

**能力要求**

1. 学会平板划线分离法及平板涂布分离法；微生物菌落特征观察记录；常用实验动物的捉拿；防护服的使用。

2. 能进行无菌室的清洁与消毒。

3. 能做好微生物培养物和菌种的无害化处理。

**情感要求**

1. 培养提高学生的安全意识。

2. 培养学生规范操作的意识。

### 岗位情景模拟

**情景描述** 2020年暴发的新冠病毒疫情对于全世界来说都是一次严重的灾难，我国的疫情能够取得举世瞩目的成就离不开医护工作者的努力，在抗击疫情的过程中防护设施是至关重要的，如口罩、防护服、消毒湿巾等防护物资成为抗击疫情的"必备武器"，保护着每个医护人员的生命安危。

**讨论** 1. 无菌室需要怎么清洁消毒？

2. 研究人员针对新冠病毒研制疫苗的过程中需要注意什么？

3. 一旦实验室的病毒蔓延，会造成什么后果？

## 任务一 无菌室的布局与清洁

PPT

在微生物实验中，一般小规模的接种操作使用无菌接种箱或超净工作台，工作量大时使用无菌室接种，要求严格的在无菌室内还需要再结合使用超净工作台。无菌室是微生物检验的重要场所和基本设施。它是微生物检验质量保证的重要物质基础。

无菌室相对密闭，空气流通不畅，实验过程中，经常会有培养基的溅出及实验用菌的飞散，非常容易滋生各种微生物，而微生物的形成，对后续的实验结果也会造成一定的影响。因此，无菌室应进行每日清洁，并定期采用不同的方法进行消毒和灭菌。

## 一、无菌室的清洁 🅔微课

**1. 无菌室的布局**　无菌室通过空气的净化和空间的消毒为微生物检验提供了一个相对无菌的工作环境。无菌室通常包括缓冲间和工作间两大部分，应具备下列基本条件（图1-1）。

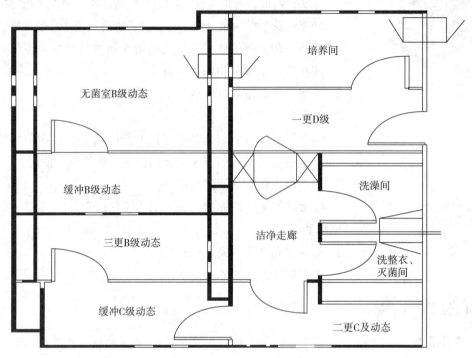

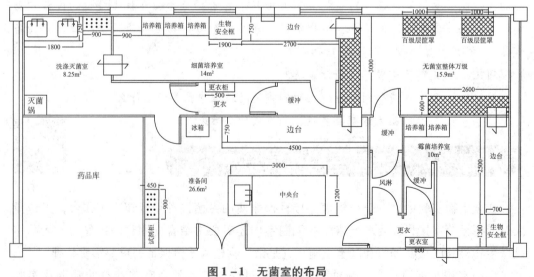

**图1-1　无菌室的布局**

（1）为了便于无菌处理，无菌室的面积和容积不宜过大，以适宜操作为准，一般可为 9 ~ 12m$^2$，按每个操作人员占用面积不少于 3m$^2$ 设置较为适宜。

（2）无菌室要求严密、避光，隔板采用玻璃为佳。无菌室应有良好的通风条件，为了在使用后排湿通风，应在顶部设立百叶排气窗。窗口加密封盖板，可以启闭，也可在窗口用数层纱布和棉花蒙置。无菌室侧面底部应设进气孔，最好能通入过滤的无菌空气。

（3）无菌室设里外两间。较小的外间为缓冲间，以提高隔离效果。缓冲间与工作间二者的比例可为 1:2，高度为 2.5m 左右。

（4）无菌室应安装推拉门，以减少空气流动。必要时，在向外一侧的玻璃隔板上安装一个 0.5 ~ 0.7m$^2$ 双层的小型玻璃橱窗，便于内外传递物品，橱窗要密封，尽量减少进出无菌室的次数，以防外界的微生物进入。工作间的内门与缓冲间的门位置错开，避免直接相通，减少无菌室内的空气对流，以便保持工作间的无菌条件。

（5）无菌室内墙壁光滑，应尽量避免死角，以便于洗刷消毒。

（6）室内应有照明、电热和动力用的电源。里外两间均应安装日光灯和紫外线杀菌灯。紫外灯常用规格为 30W，吊装在经常工作位置的上方，距地面 2.0 ~ 2.2m。

（7）工作间内设有固定的工作台、空气过滤装置及通风装置。在无菌间内如需要安装空调时，则应有空气净化过滤装置，以便在进行微生物操作时切实达到无尘、无菌。

（8）工作台台面应抗热、抗腐蚀，便于清洗消毒。可采用橡胶板或塑料板铺盖台面。

（9）无菌室内应搁有接种用的常用器具，如酒精灯、接种环、接种针、不锈钢刀、剪刀、镊子、酒精棉球瓶、记号笔等。

**2. 无菌室的清洁形式及范围**

（1）清洁形式　包括日清洁、周清洁、月清洁。若无菌室长期处于停用状态，可以每周清洁一次。下一次使用前，需进行彻底的清洁。

（2）清洁范围　包括无菌室纯化区域、培养区域。

**3. 清洁工具**　清洁布、水桶等。

**4. 消毒剂**　0.2% 的新洁尔灭溶液、75% 的乙醇溶液（每月轮换使用）。

**5. 清洁效果评价**　目测检查各种物体表面应光洁，物品摆放整齐有序，地面无可见异物、污垢、无积水，区域内无废弃物。

**6. 清洁程序**　按照先里后外、先上后下、先物后地、先净后脏依次进行擦拭，清洁顺序不可逆。

## 二、无菌室的消毒

无菌室的消毒灭菌，可采取以下几种方法。

**1. 甲醛和高锰酸钾混合熏蒸**　一般每平方米需 40% 甲醛 10ml、高锰酸钾 8ml，进行熏蒸。使用前，先进行无菌室的清洁，之后密闭门窗，进行熏蒸灭菌。甲醛溶液盛入容器中，然后倒入量好的高锰酸钾，人员随之离开无菌室，关紧房门，熏蒸 0.5 ~ 2 小时后方可打开。在使用无菌室前 1 ~ 2 小时在一搪瓷盘内加入与所用甲醛溶液等量的氨水，迅速放入室内，使其挥发中和甲醛，同时打开门窗以放出剩余的刺激性气体。甲醛熏蒸结束后再使用消毒剂擦拭操作台面、门窗、地面、地漏（如有）、设备表面、管道表面、传递窗、墙壁、照明设施和顶棚、风口等。如有地漏要用消毒液灌封。

操作时注意，甲醛与高锰酸钾混合后立刻发生剧烈的反应，具有较强的腐蚀性，身体要远离容器，防止药液溅入眼中或皮肤上。

**2. 紫外线杀菌**　无菌室在使用前，应首先搞好清洁卫生，再打开紫外灯，照射 20 ~ 30 分钟，就基本可以使室内空气、墙壁和物体表面上达到无菌。为了确保无菌室经常保持无菌状态，可定期打开紫外灯进行照射杀菌，最好每隔 1 ~ 2 天照射一次。关闭紫外灯后，不得马上进入无菌室，避免损伤皮肤和角膜。

**3. 0.1% 升汞水消毒**　使用 0.1% 升汞水浸过的纱布或海绵进行指擦，或用喷雾器喷雾灭菌，使室内的沾上升汞水，手套也可用升汞水消毒。喷雾后 20 ~ 30 分钟，杂菌和雾滴一起落到地面被杀死，室内空气就会变得清洁。

**4. 苯酚喷雾**　常用 3% ~ 5% 的苯酚溶液进行无菌室的喷雾消毒。喷洒的时候，用手推喷雾器在房间内由上而下、由里至外顺序进行喷雾，最后人员退出房间后关门，喷洒过后几个小时就可使用无菌室了。由于苯酚对皮肤有强烈的毒害作用，使用的时候尽量不要接触到皮肤。喷洒苯酚可与紫外线杀菌结合使用，这样可增加其杀菌效果。

**5. 石灰擦拭**　经常使用药物熏蒸，易使无菌室成为酸性环境，特别是长时间使用甲醛和高锰酸钾熏蒸，污染会越来越严重，故在使用各种药物熏蒸的同时（约五周）用石灰擦洗一遍实验室效果更好。

## 三、无菌室洁净度的检测

为了确定无菌室灭菌的效果以及在操作过程中空气污染的程度，需要定期在无菌室内进行空气中活菌的检验。无菌室在消毒处理后、无菌试验前及操作过程中需检查空气中菌落数，以此来判断无菌室是否达到规定的洁净度。

药品生产所需的洁净区可分为以下 4 个级别。①A 级：高风险操作区，如灌装区，放置胶塞桶、敞口安瓿瓶、敞口西林瓶的区域及无菌装配或连接操作的区域。通常用层流操作台（罩）来维持该区的环境状态。层流系统在其工作区域必须均匀送风，风速为 0.36 ~ 0.54m/s（指导值）。应有数据证明层流的状态并须验证。在密闭的隔离操作器或手套箱内，可使用单向流或较低的风速。②B 级：指无菌配制和灌装等高风险操作 A 级区所处的背景区域。③C 级和 D 级：指生产药品过程中重要程度较低的洁净操作区。

以上各级别空气悬浮粒子的标准规定如表 1-1 所示。

表 1 - 1　各洁净级别空气悬浮粒子标准

| 洁净度级别 | 悬浮粒子最大允许数/立方米 | | | |
| | 静态 | | 动态③ | |
| | ≥0.5μm | ≥5μm② | ≥0.5μm | ≥5μm |
| A 级① | 3520 | 20 | 3520 | 20 |
| B 级 | 3520 | 29 | 352000 | 2900 |
| C 级 | 352000 | 2900 | 3520000 | 29000 |
| D 级 | 3520000 | 29000 | 不作规定 | 不作规定 |

注：①为了确定 A 级区的级别，每个采样点的采样量不得少于 $1m^3$。A 级区空气尘埃粒子的级别为 ISO 4.8，以 ≥0.5μm 的尘粒为限度标准。B 级区（静态）的空气尘埃粒子的级别为 ISO 5，同时包括表中两种粒径的尘粒。对于 C 级区（静态和动态）而言，空气尘埃粒子的级别分别为 ISO 7 和 ISO 8。对于 D 级区（静态）空气尘埃粒子的级别为 ISO 8。测试方法可参照 ISO14644 - 1。

②在确认级别时，应使用采样管较短的便携式尘埃粒子计数器，以避免在远程采样系统的采样管中 ≥5.0μm 尘粒的沉降。在单向流系统中，应采用等动力学的取样头。

③可在常规操作、培养基模拟灌装过程中进行测试，证明达到了动态的级别，但培养基模拟试验要求在"最差状况"下进行动态测试。

无菌室应进行日常监测和定期监测，日常监测一般包括压差、温度、相对湿度等，定期监测应在风险评估的基础上建立洁净环境监测计划。定期监测内容包括物理参数、非生物活性的空气悬浮粒子数和有生物活性的微生物监测，其中微生物监测包括环境浮游菌和沉降菌监测，关键的检测台面、人员操作服表面及 5 指手套等的微生物监测。

为评估无菌生产的微生物状况，应对微生物进行动态监测，监测方法有沉降菌法、定量空气浮游菌采样法和表面取样法（如棉签擦拭法和接触碟法）等。接触碟法是将充满规定的琼脂培养基的接触碟对规则表面或平面进行取样，然后置于合适的温度下培养一定时间并计数，每碟取样面积约为 $25cm^2$，微生物计数结果以 cfu/碟报告；擦拭法是接触碟法的补充方法，用于不规则表面的微生物监测，特别是设备的不规则表面。擦拭法的擦拭面积应采用合适尺寸的无菌模板或标尺确定，取样后，将拭子置于合适的缓冲液或培养基中，充分振荡，然后采用适宜的方法计数，每个拭子取样面积约为 $25cm^2$，微生物计数结果以 cfu/拭子报告。接触碟法和擦拭法采用的培养基、培养温度和时间同浮游菌或沉降菌监测法。表面微生物测定应在试验结束后进行。

**1. 环境浮游菌、沉降菌及表面微生物监测用培养基**　一般采用胰酪大豆胨琼脂培养基（TSA），培养温度为 30～35℃，时间为 3～5 天，必要时可加入适宜的中和剂。当监测结果有疑似真菌或考虑季节因素影响时，可增加沙氏葡萄糖琼脂培养基（SDA），培养温度为 20～25℃，时间为 5～7 天。如有需要，应根据环境污染微生物种群特性选择特定的培养条件和培养时间。

测试前应将培养皿严格消毒，随后将已制备好的培养皿按采样点布置图逐个放置，然后从里到外逐个打开培养皿盖，使培养基暴露在空气中。静态测试与动态测试时，培养皿暴露时间为不大于 4 小时。全部采样结束后，将培养皿倒置于恒温培养箱中培养。每批培养基应有对照试验，检验培养基本身是否污染。可每批选定 3 只培养皿作对照培养。

各洁净级别环境微生物监测的动态标准见表 1 - 2。

表 1 - 2　各洁净级别环境微生物监测的动态标准①

| 洁净度级别 | 浮游菌（cfu/m³） | 沉降菌（φ90mm）（cfu/4 小时②） | 表面微生物 | |
| | | | 接触（φ55mm）（cfu/碟） | 5 指手套（cfu/手套） |
| --- | --- | --- | --- | --- |
| A 级 | <1 | <1 | <1 | <1 |
| B 级 | 10 | 5 | 5 | 5 |
| C 级 | 100 | 50 | 25 | – |
| D 级 | 200 | 100 | 50 | – |

注：①表中各数值均为平均值；②单个沉降碟的暴露时间可以少于 4 小时，同一位置可使用多个沉降碟连续进行监测并累积计数。

**2. 定期进行洁净度再验证**　定期（每季度、半年、一年）或当洁净室设施发生重大改变时，要进行洁净度再验证，以确保洁净度符合规定，保存验证原始记录，定期归档保存，并将验证结果记录在无菌室使用登记册上，作为实验环境原始依据及趋势分析资料。

**3. 定期更换新的紫外灯管，更换净化系统的初效、中效、高效头**　定期（至少每年 1 次）更换新的紫外灯管，以确保紫外灯管灭菌持续有效。并同时在使用登记本上做好更换记录，定期归档保存。至少 2 年 1 次，或按洁净度验证实际情况，定期更换初效、中效、高效头，以确保净化系统的功能持续有效，并同时在使用登记本上做好更换记录，定期归档保存。

**4. 使用过程中应尽可能减少人员的走动或活动**　平时实验室内应尽可能减少人员的走动或活动，同向洁净室的门要关闭或安装自动闭门器使其保持关闭状态。

洁净度不符合规定时应立即停止无菌室的使用，查找原因，并彻底清洁后经洁净度再验证符合规定后，才可再使用，并同时将情况记录在无菌室使用登记册上，定期归档保存。

## 任务二　阳性对照室、微生物培养室的使用

### 一、微生物的接种

PPT

#### （一）接种工具

实验室常用的接种工具有接种环、接种钩、接种针等。在实验中应根据需要选取合适的工具。

#### （二）接种方法

微生物接种常用的方法有斜面接种、液体接种、划线接种、穿刺接种。

**1. 斜面接种** 这是最常用的接种方法，是从已生长好的菌种斜面上挑取少量菌种移植至另一新鲜斜面培养基上的接种方法。即在固体培养基表面作来回直线形的移动，就可达到接种的作用。常用的接种工具有接种环、接种针等。常用于好气性微生物的接种。

**2. 液体接种** 从固体培养基中将菌洗下，倒入液体培养基中；或者从液体培养基中，用移液管将菌液移到另一液体培养基中；或从液体培养物中将菌液移至固体培养基中，都可称为液体接种。常用的接种工具有移液管、滴管或接种环等。

**3. 划线接种** 使混合的细菌呈单个分散生长，形成单个菌落，以便获得纯菌、活菌计数。

**4. 穿刺接种** 在保藏厌氧菌种或微生物的动力观察时常采用此法。做穿刺接种时，用的接种工具是接种针。用的培养基一般是半固体培养基。它的做法是：用接种针蘸取少量的菌种，沿半固体培养基中心向管底作直线穿刺，如某细菌具有鞭毛而能运动，则在穿刺线周围能够生长。用于厌气性细菌培养、检查细菌的运动能力、保藏菌种。

## 二、微生物的培养与生长现象观察

### （一）微生物的培养

微生物培养的目的各有不同，有的是以大量增殖微生物菌体为目标，有的是为了实现目标代谢产物大量累积。由于培养目的不同，培养方法也不同。从不同的角度划分，培养方法可以分为不同的类别。

**1. 根据培养基物理状态划分**

（1）固体培养 是将菌种接种到疏松且富有营养的固体培养基中，在适宜的条件下进行微生物培养的方法。

（2）液体培养 是将微生物接种在液体培养基中进行培养的方法。

**2. 根据培养基投料方式划分**

（1）分批培养 又称为密闭式培养，是在一个独立密闭的系统中，一次性加入培养基对微生物进行接种培养，并一次性收获的培养方式。

（2）连续培养 又称为开放式培养。在微生物的整个培养期间，以一定的速度连续加入新的培养基，又以同样的速度流出培养物，保持培养系统中的细胞数量和营养状态的恒定，使微生物连续生长的方法。有恒浊法和恒化法两种方法，可根据不同应用范围进行使用。

**3. 根据培养时是否需要氧气划分**

（1）好氧培养 又称为好气培养。在培养微生物时，需要有氧气加入，否则不能生长良好。

（2）厌氧培养 又称为厌气培养。在培养微生物时，不需要氧气加入。在培养过程中，关键点在于除去培养基中的氧气。

### （二）微生物的生长现象观察

为了便于观察大肠埃希菌的菌落生长现象，需要采用划线分离或涂布分离等技术进一步分离菌种，得到它的纯培养物，并观察它的菌落特征。

**1. 平板划线分离法**　通过带菌接种环在琼脂固体培养基表面连续多次划线的操作，将聚集的菌种逐步稀释到培养基的表面，并得到较多独立分布的单个菌，经培养后形成单菌落。

**2. 平板涂布分离法**　将悬菌液进行一系列的梯度稀释，并将不同稀释度菌液分别涂布到琼脂固体培养基上进行培养。当稀释倍数足够高时，即可获得单个菌形成的标准菌落。

## 任务三　微生物检验的安全防护

PPT

微生物检验的安全防护包含动物、微生物、水电气方面。

### 一、清理实验室电、水、气进出途径

#### （一）用电安全

（1）实验室供电线路安装布局要合理、方便，每一实验室都有电源总闸。停止工作时，必须把总电闸关掉。

（2）实验室固定电源插座未经允许不得拆装、改线，不得乱接、乱拉电线，不得使用闸刀开关、木质配电板和花线。

（3）实验室内应使用空气开关并配备必要的漏电保护器；电气设备应配备足够的用电功率和电线，不得超负荷用电；电气设备和大型仪器须接地良好，对电线老化等隐患要定期检查并及时排除。

（4）严禁使用湿布擦拭正在通电的设备、电门、插座、电线等，严禁将水洒在电子设备及线路上。

（5）空调、计算机、电热器、饮水机等不得在无人看守情况下开机过夜。涉及高真空、超低温等大型仪器的特殊实验室确实需要开机过夜的，必须做好安全防范和应急措施。手机充电器、电吹风等使用完毕后必须断开电源。

（6）实验室如有电器失火，应立即切断电源，用灭火器或沙子扑灭。在未切断电源前，切忌用水或泡沫灭火器灭火。

（7）如发生触电事故，要立即用不导电的物体把电线从触电者身上挪开，并将伤者转移到空气新鲜的地方进行人工呼吸、心脏起搏等救援措施，并迅速与医院联系。

#### （二）用水安全

（1）实验室的上、下水道必须保持通畅。了解实验楼自来水总闸的位置，当发生水患时，立即关闭总阀。

（2）实验室要杜绝自来水龙头打开而无人监管的现象，要定期检查上下水管路、化学冷却冷凝系统的橡胶管等，避免发生因管路老化等情况所造成的漏水事故。

（3）冬季做好水管的保暖和放空工作，防止水管受冻爆裂。

**（三）用气安全**

（1）压力气瓶必须做好标识和固定工作，分类分处存放，严禁可燃性气体瓶和助燃性气体瓶混放。实验室不得堆放大量气体钢瓶。

（2）气瓶应存放在阴凉、干燥、远离热原的地方，与明火的距离应大于十米（确难达到时，可采取隔离等有效措施）。

（3）易燃、易爆、有毒的危险气体需安装危险气体报警装置；气体连接管路必须使用金属管，其中乙炔气的连接管路不得使用铜管；对于存在多条管路或外接气源的实验室，必须画出气体管路布置图，并对气路进行标识。

（4）瓶内气体不得用尽，必须保留剩余压力，永久气体气瓶的剩余压力应不小于 0.05MPa；液化气体气瓶应留有不小于 0.5% ~ 1.0% 规定充装量的剩余气体。

（5）各种气瓶必须定期进行安全检查。对于气体钢瓶有缺陷、安全附件不全或已损坏、不能保证安全使用的，需及时处理。

## 二、防护服的使用

**1. 实验室个体防护装备** 个体防护装备是指为了保护实验室工作人员免受化学、生物与物理等有害因子伤害的器材和用品。在生物安全实验室中，所采取的个体防护装备方面的措施，主要用于保护实验人员免于暴露于生物危害物质，如气溶胶、喷溅物以及意外接种、感染动物的手术及解剖等危险。

实验室工作人员应建立明确的安全意识，清晰地认识自己的工作环境、所从事实验工作的性质、在实验过程中可能会发生的事故，掌握防范和避免事故发生的应急预案。在开展相关工作之前，对所从事的病原微生物进行危险评估，并根据国家有关标准和个体防护要求以及危险评估的结果，制定全面、细致的标准操作规程和程序文件。有必要对实验过程中关键的危险步骤设计出安全可行的防护措施。所选用的个体防护装备应参照生产厂家产品说明书中的各技术参数及适用范围。

**2. 个体防护装备的种类** 个人防护装备所涉及的防护部位主要包括眼睛、头面部、躯体、手、足、耳（听力）以及呼吸道，其装备包括眼镜（安全眼镜、护目镜）、口罩、面罩、防毒面具、帽子、防护衣（实验服、隔离衣、连体衣、围裙）、手套、鞋套以及听力保护器等。

**3. 个体防护装备的使用** 个人防护用品应符合国家规定的有关技术标准，使用前应仔细检查，不使用标志不清、破损的防护用品和三无产品。在危害评估的基础上，按不同级别的防护要求选择适当的个人防护装备及类型。同时要求工作人员充分了解其实验工作的性质和特点，经演练培训后正确使用个人防护装备。按所制定相应的防护规程采取安全有效的个体防护措施。任何个人和组织都不能违反防护要求和规律，不得擅自或强令他人（或机构）在没有适当个体防护的情况下进入该类实验室工作。同时要求工作人员必须经过系统的个体防护培训和定期演练，经考核合格后方可上岗。特别需要指出的是：由于任何个体防护的防护性能都具有一定的局限性，即使是正确选择和使用个体防护装备，将在当时实验室内的微小环境条件下进入人体的有害物质的威胁降低到最低程度，也并非绝对安全。因此在实验室进行研究和实验操作时，应充分考虑在整个实验过程是否应采取组合形式使用个人防护装备对人员进行保护等。同时必须在生物安全柜（BSC）及安全离心杯等仪器中适当采用防溅罩、防护面具、隔离衣以及手套等其他一级屏障装备。

**4. 医用防护服的穿脱顺序**

（1）穿防护用品顺序

1）一级防护　穿工作服、工作鞋→手清洗或手消毒→戴一次性隔离帽→戴防护口罩→穿一次性隔离衣。

2）二级防护　穿分体式衣和拖鞋→手清洗或手消毒→戴一次性隔离帽→戴防护口罩→穿防护服→戴一次性乳胶手套→换隔离鞋→穿一次性鞋套，此时可在半污染区工作；进入污染区，需要再穿一次性隔离衣→戴一次性乳胶手套→穿鞋套；对病人实施近距离操作时，需带防护眼镜。

3）三级防护　在二级防护着装基础上加戴全面型呼吸防护器。

（2）脱防护用品顺序　在污染区与半污染区之间的缓冲区脱掉外层鞋套→脱掉一次性隔离衣，将隔离衣污染面向里，衣领及衣边卷至中央→摘掉外层手套→摘下防护镜→进入半污染区与清洁区之间的缓冲区，脱鞋套→脱防护服→脱手套→摘掉防护口罩，注意双手不接触面部→摘一次性隔离帽，换拖鞋，手消毒→进入清洁区，经淋浴、更衣后，可返回生活区。

脱防护服过程中各个环节都要进行手清洗或手消毒，避免污染；以上防护物品，除防护镜等要进行消毒外，其余一次性物品都要放入脚踏式带盖医疗废物桶内集中处理。

## 三、培养物或菌种无害处理

微生物实验室的实验对象是致病微生物，所以操作过程中产生的废液、废气和废物中不可避免地带有致病微生物。因此为了保证实验室的生物安全，必须及时地对实验过程中产生的废液、废气和废物进行处理，防止其感染实验人员和污染实验室及周围的环境。

实验室废弃物的处理和处置的管理应符合国家或地方性法规和标准的要求，应征询相关主管部门的意见和建议。在设计和执行关于生物危害性废弃物处理、运输和废弃的规划之前，必须参考最新版的相关文件。实验室废弃物的管理目的是将操作、收集、运输、处理及处置废弃物的危险减至为零，将其对环境的危害降为零。实验室废弃物处理只可使用被承认的技术和方法，废弃物的排放应符合国家或地方规定和标准的要求。一般情况下，高压灭菌过的废弃物可以在指定垃圾场进行掩埋处理，或在其他地方焚烧后再处理。焚烧炉内的灰烬可以作为普通家庭废弃物处理并由地方有关部门运走。

实验室应有措施和能力安全处理和处置实验室危险废物；应有对危险废物处理和处置的政策和程序，包括对排放标准及监测的规定；应评估和避免危险废物处理和处置方法本身的风险；应根据危险废物的性质和危险性按相关标准分类处理和处置废物；危险废物应弃置于专门设计的、专用的和有标识的用于处置危险废物的容器内，装量不能超过建议的装载容器；锐器（包括针头、小刀金属和玻璃等）应直接弃置于耐扎的容器内；应由经过培训的人员处理危险废物，并应穿戴适当的个体防护装备；不应积存垃圾和实验室废物；在被消毒灭菌或最终处置之前，应存放在指定的安全地方，不应从实验室取走或排放不符合相关运输或排放要求的实验室废物；应在实验室内消毒灭菌含活性高致病生物因子的废物。在法规许可的情况下，只要包装和运输方式符合危险废物的运输要求，就可以运送未处理的危险废物到指定机构处理。

下面结合微生物实验室介绍实验室废弃物的处理。

**1. 废液的处理**　微生物实验室废水来自有致病菌的培养物、洗涤水以及其他诊断检测样品等。对于实验室产生的废水，应尽快消毒灭菌，严防污染扩散，要加强污染源管理。

废液处理方法有化学药剂法和热力消毒灭菌法。根据不同的处理对象和处理要求采用不同的方法对废液进行处理。

（1）化学药剂法　化学消毒药剂按其杀菌由强到弱可分为灭菌剂、消毒剂、抑菌剂。废水化学法消毒最好采用相关发生器、虹吸投药法或高位槽投药法，也可以在废水入口处直接投加。

（2）物理热力法　生物安全实验室物理热力法废液处理系统是通过加热方式连续对废液进行消毒灭菌处理的，目的是使废液在尽可能短的时间内得到处理，避免引起污染扩散。

（3）混合处理法　对于生物安全实验室来说，其实验的对象种类较多，需要对废液进行不同的处理，适用于采用化学药剂和物理热力混合法处理系统。该系统将热力法连续废液灭菌系统与化学药剂处理装置结合，对废液进行热力灭菌处理和化学药剂处理，还可对灭菌系统内管道进行化学消毒。

**2. 废气的处理**　微生物实验室的排风、仪器设备（生物安全柜、通风柜等）的排气会带有致病微生物，这种废气如果直接排放到实验室外，将会感染人群及动物，引起流行病暴发，严重威胁人类生命健康。因此实验室产生的废气，经过严格消毒处理后方可排放。

外部排风口应远离送风口，并设置在主导风的下风向，应至少高于所在建筑屋面2m以上，应有防雨、防鼠、防虫设计，但不影响气体直接向上空排放。在送风和排风总管处应安装气密性密封阀，必要时可完全关闭以进行室内或风管化学熏蒸或循环消毒灭菌。

**3. 固体废弃物的处理**　固体废弃物是指人类在生产、建设、日常生活和其他活动中产生的，且对所有者在一定时间和地点已不再具有使用价值而被废弃的固态或半固态物质。

微生物实验室的固体废弃物来源于实验器材废物、含有传染性生物因子的废弃样本和培养物、废弃的感染动物、实验室废弃的空气净化材料等。微生物实验室产生的废弃物属危险废物，不能回收利用，必须经灭菌处理后丢弃或焚烧处置后填埋。固体废物由于不适当地处理、储存、运输、处置或管理上的疏忽，会对人体健康或环境造成显著的威胁。应按照《中华人民共和国固体废物污染环境防治法》的规定进行污染废物的收集、运输、储存。

所有弃置的样本、培养物和其他生物性材料应弃置于专门设计的、专用的并有标记的用于处置危险废弃物的容器内，并集中存放在指定地点。在从实验室取走之前，应通过高压灭菌、化学消毒或其他被认可的技术进行处理，然后置于密封的容器中，分类做上标记，由专人安全运出实验室。生物废弃物容器的充满量，不能超过其设计容量。利器（包括针头、小刀、金属和玻璃等）应直接弃置于耐扎容器内。培养物必须经121℃ 30分钟高压灭菌。

载玻片上的活菌标本应装于密闭容器中进行高压灭菌，或经3%来苏尔溶液或5%苯酚溶液浸泡24小时后方可丢弃。染菌后的吸管，使用后放入5%煤酚皂溶液或苯酚液中，最少浸泡24小时（消毒液体不得低于浸泡的高度）再经121℃ 30分钟高压灭菌。涂片染色冲洗片的液体，一般可直接冲入下水道，致病菌的冲洗液须冲在烧杯中，经高压灭菌后方可倒入下水道。做凝集试验用的玻片或平皿，必须高压灭菌后才能洗涤。打碎的培养物，立即用5%煤酚皂溶液或苯酚溶液浸泡被污染部位，浸泡30分钟后再擦拭干净。污染的工作服或进行致病菌检测所穿的工作服、非一次性的实验帽和口罩等应放入专用消毒袋内，经高压灭菌后方能洗涤。

## 四、常用实验动物的捉拿

实验室中正确地捉拿动物，是为了不损害动物健康，不影响观察指标，并防止被动物咬伤，保证实验顺利进行。捉拿动物的方法以实验内容和动物类别而定。捉拿动物前，必须对各种动物的一般习性有所了解，捉拿时既要小心仔细，不能粗暴，又要大胆敏捷，确实达到正确捉拿动物的目的。

**1. 小鼠捉拿方法**　小鼠温顺，一般不会咬人，抓取时先用右手抓取鼠尾提起，置于鼠笼或实验台向后拉，在其向前爬行时，用左手拇指和食指抓住小鼠的两耳和颈部皮肤，将鼠体置于左手掌心中，把后肢拉直，以无名指按住鼠尾，小指按住后腿即可。有经验者直接用左手小指钩起鼠尾，迅速以拇指和食指、中指捏住其耳后颈背部皮肤也可以，如图1-2所示。

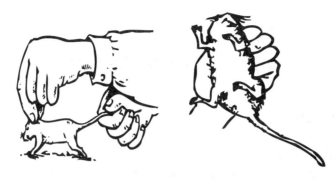

图1-2 小鼠捉拿方法

**2. 大鼠的捉拿方法** 基本与小鼠相同，只不过大鼠比小鼠牙尖性猛，不应用袭击方式抓取，否则会被咬伤手指。捉拿时为避免被大鼠咬伤，可戴上手套。如果进行腹腔、肌内、皮下等注射和灌胃时，同样可采用左手固定法，只是用拇指和食指捏住鼠耳，余下三指紧捏鼠背皮肤，置于左手掌心中，这样右手即可进行各种实验操作。也可伸开左手的虎口，敏捷地从后一把抓住。

**3. 豚鼠的捉拿方法** 豚鼠较为胆小易惊，在抓取时，必须稳、准和迅速。一般抓取方法是：先用手掌迅速扣住鼠背，抓住其肩胛上方，以拇指和食指环握颈部，另一只手托住臀部。

**4. 兔的捉拿方法** 实验家兔多数饲养在笼内，所以捉拿较为方便，一般以右手抓住兔颈部的毛皮提起，然后左手托其臀部或腹部，让其体重重量的大部分集中在左手上。不能采用抓双耳或抓提腹部的方法，因为这样在抓取过程中的动物容易损伤，正确捉拿方法如图1-3所示。

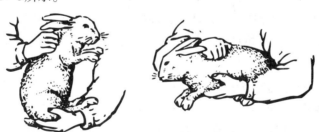

图1-3 兔的捉拿方法

**5. 狗的捉拿方法** 未经训练用于急性实验的狗性凶恶，能咬人，因此进行实验时第一个步骤就是要绑住狗嘴。驯服的狗绑嘴时可从侧面靠近，轻轻抚摸其颈背部皮毛，然后迅速用布带缚住其嘴。方法是用布带迅速兜住狗的下颌，绕到上颌打一个结，再绕回下颌下打第二结，然后将布带引至头后颈项部打第三个结，并多系一个活结（以备麻醉后解脱）。注意捆绑松紧度要适宜，倘若此举不成，应用狗头钳夹住其颈部，将狗按倒在地，再绑其嘴。如实验需要静脉麻醉时，可先使动物麻醉后再移去狗头钳，解去绑嘴带，把动物放在实验台上，然后先固定头部，再固定四肢。

# 实训一　微生物斜面接种

## 一、材料与器材

**1. 菌种**　大肠埃希菌菌种。

**2. 培养基**　已灭菌的牛肉膏蛋白胨琼脂培养基。

**3. 器材**　超净工作台、酒精灯、接种环、试管、水浴锅、恒温培养基、火柴、记号笔、标签等。

## 二、实训步骤

**1. 贴标签**　接种前，在牛肉膏蛋白胨斜面试管表面贴上标签，写上将接种的菌名、日期和接种者姓名等，贴在距离试管口 2～3cm 的位置。

**2. 点燃酒精灯**　酒精灯火焰周围是无菌区域，所有操作都要在此范围内进行。

**3. 手持试管，灼烧接种环**　将菌种试管和待接种的斜面试管，用大拇指和食指、中指、无名指握在左手中，并将中指夹在两试管之间。斜面面向操作者，成水平状态。右手拿接种环，在火焰上进行灼烧灭菌，然后将有可能伸入试管的其余部分灼烧灭菌，重复灼烧 2～3 次。

**4. 拔取管塞，灼烧试管口**　在火焰边先用右手松动试管塞，再用右手的手掌边缘和小指，小指和无名指分别夹持管塞，将其取出，并迅速烧灼试管口 2～3 次。

**5. 取菌**　将灭菌的接种环伸入菌种试管内，先将环接触试管内壁或未长菌的培养基，达到冷却的目的，然后再挑取少许菌苔。将接种环退出菌种试管，不要使环接触管壁或管口。

**6. 接种**　在火焰旁迅速将沾有菌液的接种环伸入待接种的斜面试管，用接种环在斜面上自试管底部向上端轻轻地作"Z"划直线，切勿将培养基划破。

**7. 灼烧试管口，塞管塞**　接种环退出斜面试管，再用火焰烧管口，并在火焰边将试管塞塞上。

**8. 清洁接种环**　将接种环逐渐接近火焰，再烧灼。如果接种环上沾的菌体较多时，应先将环在火焰边烤干，然后烧灼，以免未烧死的菌种飞溅出污染环境，接种病原菌时更要注意此点。

## 三、结果记录

将已接种的斜面培养基放置于 30～35℃恒温培养箱中，培养 2～3 天后取出，观察结果并记录。

斜面接种结果记录表

| 序号 | 菌名 | 划线情况 | 菌苔特征 | 是否污染 |
|------|------|----------|----------|----------|
|      |      |          |          |          |

## 四、注意事项

1. 接种环要灼烧彻底，以免影响实验效果。

2. 取菌时，接种环不要碰试管壁或试管口。

3. 接种时，不要划破培养基。

### 你知道吗

1. 如何确定培养基上某单个菌落是否为纯培养?

2. 写出斜面接种的方法。

3. 如何在接种过程中进行无菌操作?

# 实训二　平板划线分离法

## 一、材料与器材

1. **菌种**　大肠埃希菌菌种。

2. **培养基**　已灭菌的牛肉膏蛋白胨琼脂培养基。

3. **器材**　超净工作台、酒精灯、接种环、无菌培养皿、水浴锅、火柴、记号笔等。

## 二、实训步骤

1. **熔化培养基**　将牛肉膏蛋白胨琼脂培养基放入水浴锅中加热至熔化。

2. **倒平板**　待培养基冷却至50℃左右，按照无菌操作法倒平板，每个培养皿中加入 15～20ml 的培养基，加盖后轻轻地晃动培养皿，使培养基均匀分布在培养皿底部，然后平置在超净工作台上，等待凝固后成为平板备用。

3. **分区标记**　在培养皿底部用记号笔画线，将整个平板划分为 A、B、C、D 四个区域，线之间的夹角约为 120°，面积大小依次为 A＜B＜C＜D，D 区面积最大。A 区与 B 区，B 区与 C 区之间需要有适当的面积重合。

**4. 划线操作**

（1）选取平整、圆滑的接种环，按照无菌操作的方法挑取少量菌种。

（2）划 A 区时，将平板倒置在酒精灯旁，左手取出培养皿，底部垂直于桌面，有培养基的一面朝向酒精灯，培养皿盖朝上，留在酒精灯边，右手持接种环在 A 区连续划 3~4 条平行线，划满 A 区并确保 A 区和 B 区交叉部分有菌。

（3）划完 A 区后，需要将接种环放在酒精灯上灼烧去除残菌，以免影响后面 B 区的分离效果。左手将培养皿底旋转 60°，等接种环在培养基边缘降温后，在 A 区和 B 区的交叉部位划 3~4 次，将部分菌体带入 B 区，随后继续在 B 区划 2~3 条不进入 A 区的线。重复以上过程，直至 C、D 两区划完。值得注意的是，D 区的线条比较密，大致与 A 区的线平行，但划线的时候不能接触到 A 区和 B 区。划完线后，将培养皿底放入皿盖中，并将接种环在酒精灯上灼烧灭菌。

**5. 恒温培养**　将划好线的平板倒置在恒温培养箱中，28℃培养 24 小时后进行观察。

**6. 挑菌落**　经过培养后，用显微镜检查是否为单一的微生物，如若有杂菌，可以选取菌落进一步划线分离，当划线平板上的菌落形态特征都一致的时候，可以认为得到了纯培养。

**7. 结果判定**　实验所得菌落是否为单菌落，如果不是，请分析原因并重新操作。

**8. 消毒和清洗**　将废弃的微生物培养平板和菌种斜面放置在沸水中，煮沸 20 分钟消毒，培养皿和试管清洗后晾干。

## 三、结果记录

1. 拍照记录各个平板的划线分离结果，如果分离不理想，试分析原因，并重新操作。

2. 大肠埃希菌在（　　　）℃、（　　　）培养基上培养（　　　）天，菌落形状为（　　　），直径（　　　）mm，（　　　）色，表面光滑（或粗糙）、湿润（或干燥）、扁平（或中央隆起、中央凹陷），边缘整齐（或不整齐）。

## 四、注意事项

1. 整个操作都要在无菌条件下进行。

2. 划线时，接种环应与平板表面成 30°角左右。不要使接种环碰到培养皿边缘，也不要将培养基划破。

3. 取菌种前灼烧接种环的目的是消灭接种环上的微生物。除第一次划线外，其余划线前都要灼烧接种环，目的是消灭接种环上残留菌种；取菌种和划线前都要求接种环冷却后进行，其目的是防止高温杀死菌种；最后灼烧接种环的目的是防止细菌污染环境和操作者。

你知道吗

1. 划线分离的过程中，为什么每次都要烧掉接种环上的剩余物？
2. 要防止平板被划破应该采取什么措施？划破以后会产生什么后果？

# 实训三 平板涂布分离法

## 一、材料与器材

**1. 菌种** 大肠埃希菌菌种。

**2. 培养基** 已灭菌的牛肉膏蛋白胨琼脂培养基。

**3. 器材** 超净工作台、摇床、生理盐水（8.5g/L NaCl 溶液）、酒精灯、接种环、无菌培养皿、无菌移液管、水浴锅、火柴、记号笔等。

## 二、实训步骤

**1. 熔化培养基** 将牛肉膏蛋白胨琼脂培养基放入水浴锅中加热至熔化。

**2. 倒平板** 待培养基冷却至50℃左右，按照无菌操作法倒平板，在每个培养皿中加入15~20ml 的培养基，加盖后轻轻地晃动培养皿，使培养基均匀分布在培养皿底部，然后平置在超净工作台上，等待凝固后成为平板备用。

**3. 制备混合菌悬液** 取大肠埃希菌斜面，加入3ml 无菌生理盐水，用接种环刮取菌苔，制备成菌悬液，收集于装有47ml 生理盐水的无菌三角瓶中，用手或者在摇床上振荡20分钟，使微生物细胞分散，静置15分钟。

**4. 标记** 取6支无菌试管，依次编号为 $10^{-1}$ ~ $10^{-6}$。另取6个牛肉膏蛋白胨琼脂培养基平板，用记号笔在皿盖上标记 $10^{-4}$、$10^{-5}$、$10^{-6}$，各2皿。

**5. 稀释菌悬液** 采用十倍连续稀释法稀释菌悬液。在6支无菌试管中分别加入无菌生理盐水4.5ml，用1ml无菌移液管取菌悬液0.5ml，加入 $10^{-1}$ 管中，避免移液管碰触到管中液体。轻摇或振荡后，混匀 $10^{-1}$ 管中的菌悬液。用另一支无菌移液管取 $10^{-1}$ 稀释度的菌液0.5ml，加入 $10^{-2}$ 管中，同样混匀，依此类推，逐级稀释至 $10^{-6}$。注意取每一个样品之前都应该重新摇匀，并用移液管吹吸数次。

**6. 涂布菌悬液** 从 $10^{-6}$ 管中取出0.1ml 菌悬液加入到相应编好的平板中央，马上涂布均匀，否则菌体沉降不易涂匀。涂布时，左手持平板，在火焰旁的无菌操作区内打开培养皿盖，右手持无菌涂布棒把菌悬液均匀涂布在整个平板上，注意平板上每个位置至少应该涂布3次。依此类推，将 $10^{-5}$ 以及 $10^{-4}$ 管中的菌悬液0.1ml 涂布到相应编号的平板表面。

**7. 培养** 涂布结束后，将平板放入37℃恒温箱中进行倒置培养48小时。

**8. 结果判定** 将培养后得到的单个大肠埃希菌再次接种至牛肉膏蛋白胨培养基的

斜面上，然后置于37℃的恒温箱中进行培养2～3天，检查菌落，判断是否为纯培养，如果有杂菌，就再一次进行分离纯化，直至得到大肠埃希菌的纯培养。

**9. 消毒和清洗**  将废弃的微生物培养平板和菌种斜面放置在沸水中，煮沸20分钟消毒，培养皿和试管清洗后晾干。

## 三、结果记录

1. 拍照记录各梯度平板上大肠埃希菌的分离情况，并分析原因。

2. 大肠埃希菌在（    ）℃、（    ）培养基上培养（    ）天，菌落形状为（    ），直径（    ）mm，（    ）色，表面光滑（或粗糙）、湿润（或干燥）、扁平（或中央隆起、中央凹陷），边缘整齐（或不整齐）。

## 四、注意事项

1. 整个操作都要在无菌条件下进行。

2. 在使用十倍连续稀释法稀释菌悬液的时候，每配制一个浓度梯度，要更换一次移液管。

3. 涂布时，先按一条线轻轻地来回推动，使菌液分布均匀，再按其垂直方向来回推动，边缘部分可以弧线推动。

你知道吗

1. 在涂布平板时需要注意什么？平板涂布分离法有哪些优缺点？

2. 在进行十倍连续稀释法稀释菌悬液的时候，为什么要对移液管吹吸几次？

# 实训四　大肠埃希菌菌落特征的观察

## 一、材料与器材

**1. 菌种**  培养后的大肠埃希菌、大肠埃希菌切片、金黄色葡萄球菌切片。

**2. 器材**  超净工作台、直尺、放大镜、比色卡、酒精灯等。

## 二、实训步骤

1. 将大肠埃希菌切片、金黄色葡萄球菌切片与培养后的大肠埃希菌的菌落特征进行观察与比较并记录。

（1）形状　圆形、点状或不规则形等。

（2）大小　用直径（mm）表示。

（3）隆起形状　扁平、台状隆起、低凸起、高凸起、草帽状或脐状等。

（4）边缘特征　边缘整齐、波浪状、裂叶状、卷发状、丝状或根状等。

（5）颜色　菌落正面颜色，参照比色卡。

（6）光学特征　菌落透明、半透明或不透明。

（7）干湿和质地　湿润或较湿润、较干燥、干燥，质地为奶油状、蛋清样等。

（8）表面特征　表面光滑或粗糙（如有褶皱），有光泽或暗淡。

2. 观察过的培养皿置于沸水中煮沸20分钟消毒。

## 三、结果记录

菌落特征观察记录表

| | 培养后的大肠埃希菌 | 大肠埃希菌切片 | 金黄色葡萄球菌切片 |
|---|---|---|---|
| 形状 | | | |
| 大小 | | | |
| 隆起 | | | |
| 边缘 | | | |
| 颜色 | | | |
| 透明度 | | | |
| 干湿 | | | |
| 表面特征 | | | |

# 实训五　常用实验动物的捉拿

## 一、材料与器材

小白鼠、手套。

## 二、实训步骤

1. 带好手套，提起鼠尾，将其置于可供其抓握的笼盖或粗糙表面。

2. 此时小鼠本能抓握笼盖，可放心用拇指和食指第一、二指节抓住鼠耳后的颈部皮肤将其拎起。

3. 将小鼠用无名指和小指夹其背部皮肤和尾部使其牢牢固定。

4. 抓取时应保证小鼠身条体成一条直线。

## 三、注意事项

1. 做抓取操作时，动作应稳和准。迟疑和慢手慢脚只会给小鼠更多的反击时间。

2. 抓尾巴时，应抓取小鼠尾巴的中部，捏住尾端可能损伤小鼠。

3. 短时间重复抓取同一只小鼠会令其产生强烈的应激行为，增加抓取难度，影响实验效果；如果抓取多次不成功，建议换另一只小鼠试试。

## 目标检测

### 一、选择题

1. 关于斜面接种培养，说法错误的是（　　）。
   A. 用接种环接种
   B. 在斜面底部向上划一条直线，然后从底部向上作曲折连续划线
   C. 接种完毕后，先将接种环灭菌，然后塞上管口
   D. 带有菌的接种环先于内焰加热，再移至外焰灭菌

2. 从环境样品中分离细菌的最好方法是（　　）。
   A. 平板划线接种法　　　　　　　　B. 半固体穿刺接种法
   C. 肉汤管接种法　　　　　　　　　D. 琼脂斜面培养基接种法

3. 平板划线分离法不需要（　　）。
   A. 接种环　　　B. 琼脂培养基平板　　　C. 超净工作台　　　D. 电泳仪

4. 平板划线接种的目的是（　　）。
   A. 分离出单个菌落　　　　　　　　B. 传代
   C. 保藏菌种　　　　　　　　　　　D. 鉴别菌种

5. 以下说法错误的是（　　）。
   A. 细菌分离培养法包括平板划线法
   B. 细菌分离培养法包括倾注平板法
   C. 细菌分离培养法包括液体培养基接种法
   D. 纯种细菌接种法包括斜面培养基接种法
   E. 纯种细菌接种法包括穿刺接种法

6. 用平板划线法或稀释涂布平板法纯化大肠埃希菌时（　　）。
   ①可以用相同的培养基　②都需要使用接种针进行接种　③都需要在火焰旁进行接种　④都可以用来计数活菌
   A. ①②　　　　　B. ③④　　　　　C. ①③　　　　　D. ②④

7. 利用稀释涂布平板法纯化的大肠埃希菌，经培养后发现培养基上出现了多种菌落，不可能的原因是（　　）。
   A. 培养基制备过程中被杂菌污染　　B. 接种过程中，无菌操作不符合要求
   C. 连续稀释时，无菌操作不符合要求　D. 由大肠埃希菌的种类不同造成的

8. 脱防护用品步骤中的第一步是（　　）。
   A. 摘口罩　　　B. 摘防护眼罩　　　C. 脱防护服　　　D. 脱手套

9. 家兔正确的捉拿方法是（　　）。
   A. 家兔两耳较长，可直接抓取
   B. 可直接拖拉家兔的四肢

C. 用手抓住家兔的腰部直接提起

D. 右手抓住家兔颈部皮肤,左手托起兔子的臀部

10. 穿戴防护用品的顺序是 ( )。

A. 穿防护服、戴口罩、戴防护镜、戴帽子、穿鞋套或胶鞋、戴手套

B. 戴口罩、戴帽子、穿防护服、戴防护镜、穿鞋套或胶鞋、戴手套

C. 戴帽子、穿防护服、戴口罩、戴防护镜、穿鞋套或胶鞋、戴手套

D. 穿防护服、戴帽子、戴口罩、戴防护镜、穿鞋套或胶鞋、戴手套

## 二、思考题

1. 使用的平板培养基被划破后该如何处理?

2. 如何进行无菌室的消毒?

3. 简述防护服的作用。

4. 简述小鼠的捉拿方法。

**书网融合……**

微课

划重点

自测题

# ▶▶ 项目二 无菌检查法

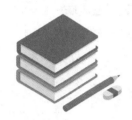

**学习目标**

**知识要求**

1. **掌握** 无菌检查的方法及步骤。
2. **熟悉** 无菌检查的适用范围。
3. **了解** 无菌检查的目的。

**能力要求**

1. 会进行药品的无菌检查。
2. 能正确取样，制备并保存培养基。
3. 能对检查方法及培养基进行验证。

**情感要求**

1. 培养学生强烈的卫生意识。
2. 培养学生团队合作的能力。
3. 培养学生实事求是的处事原则。

### 📋 岗位情景模拟

**情景描述** 某药业生产的一批滴眼药水，刚下生产线的产品，澄清透明，非常漂亮。在仓库存放一段时间后，发现有的滴眼药水由无色透明变成了红色或黑色，有的还产生了沉淀。而在这之前生产的滴眼药水则没上述变化。

**讨论** 1. 这批滴眼药水发生变化的可能原因是什么？
2. 这批滴眼药水在出厂检验时可能出现了什么问题？

## 📄 任务一 无菌基础知识

PPT

由于用药方法及用药部位的特殊，要求注射剂、植入剂、可吸收的止血剂、外科用器材、眼用药等药品、药具不存在任何活的微生物。将这些药品、药具接种至各类微生物生长适宜的培养基上，并在适宜条件下加以培养，如果有活的微生物就能见到微生物在培养基上生长；反之，如果各类培养基都无微生物生长，说明药品、药具不含任何活的微生物。为了保证测检结果有效、可靠，要同时进行阳性和阴性对照试验，以保证提供的条件是各类微生物可以正常生长所需的条件。

### 一、无菌产品

无菌产品中不得含有任何活的微生物。如常见的各种注射剂、冻干血液制品、手术用医疗器具、眼用药等。《中国药典》（2020 年版）制剂通则品种项下要求无菌的及标示无菌的制剂和原辅料以及用于手术、严重烧伤、严重创伤的局部给药制剂应符合无菌检查法规定。

无菌检查法系用于检查药典要求无菌的药品、生物制品、医疗器具、原料、辅料及其他品种是否无菌的一种方法。若供试品符合无菌检查法的规定，仅表明了供试品在该检验条件下未发现微生物污染。

无菌检查应进行方法适用性试验，检查方法的验证可以确认所采用的方法是否适合于该产品的检查，如果检验程序或产品发生变化可能影响检验结果时，检查方法应重新进行适用性试验。具体要求按照《中国药典》（2020 年版）规定的条件进行。

你知道吗

1. 为什么注射剂、植入剂、可吸收的止血剂、外科用器材、眼用药等药品必须是无菌的药物？

2. 无菌检查用的培养基为什么要做适应性检测？

## 二、无菌检查的要求

### （一）实验室及操作人员的要求

无菌检查试验环境应符合无菌检查的要求，无菌检查应在 B 级背景下的 A 级单向流洁净区域或隔离系统中进行；微生物限度检查应在不低于 D 级背景下的 B 级单向流空气区域内进行。A 级和 B 级区域的空气供给应通过终端高效空气过滤器（HEPA）。检验全过程必须严格遵守无菌操作，防止再污染，防止污染的措施不得影响供试品中微生物的检出。单向流空气区域、工作台面及环境应定期进行监测。更衣室、无菌操作间、缓冲室、缓冲通道及超净工作台按规定进行清洁。将灭好菌的物品、衣物放置在相应地方，检验尘埃数和菌落数。合格后开启调温、调湿控制装置，高效空气过滤器和超净工作台，让超净工作台的气流达到稳定状态。

从事药品微生物试验工作的人员应具备微生物学或相近专业知识的教育背景，依据所在的岗位和职责接受相应的培训并经确认具备承担相应微生物试验的能力。操作人员在进入无菌环境前，应做好个人卫生工作。先用肥皂或适宜消毒液洗手，进入缓冲间，换工作鞋；再用 0.1% 苯扎溴铵溶液或其他消毒液洗手或用酒精棉擦手，穿戴无菌服、帽、口罩、手套。检验人员在整个的操作中必须进行无菌操作。

### （二）使用仪器及用具的要求

常用仪器有恒温培养箱、生化培养箱、电冰箱、高压灭菌器、隔离器、生物安全柜、水浴锅、菌落计数器等；常用用具有培养皿、量筒、试管、试管塞、吸管、载玻片、盖玻片、酒精灯、火柴、记录笔、记录纸等。所有仪器应定期维护，试验前进行检查，确保设备功能正常，所有用具试验前做好清洁及准备工作。

# 任务二 取样与培养基的制备

PPT

## 一、供试品的取样

### (一)样品采集

试验样品的采集,应遵循随机抽样的原则,并在受控条件下进行抽样。如果发现异样或者可疑样品,应抽取有疑问的样品。抽样量应为检查用量的 3~5 倍,以备留样观察。如果从外观已经发现生霉、长螨、虫蛀或变质的药品,直接判为不合格,不必抽样检查。如有可能,抽样应在具有无菌条件的特定抽样区域中进行。抽样时,须采用无菌操作技术进行取样,防止样品受到微生物污染而导致假阳性的结果。抽样的任何消毒过程(如抽样点的消毒)不能影响样品中微生物的检出。抽样容器应贴有唯一性的标识,注明样品名称、批号、抽样日期、采样容器、抽样人等。抽样应由经过培训的人员使用无菌设备在无菌条件下进行无菌操作。抽样环境应监测并记录,同时还需记录采样时间。

### (二)样品的储存和运输

待检样品应在合适的条件下贮藏并保证其完整性,尽量减少污染的微生物发生变化。样品在运输过程中,应保持原有(规定)的储存条件或采取必要的措施(如冷藏或冷冻)。应明确规定和记录样品的贮藏和运输条件。供试品在检验之前,应保存在阴凉干燥处,勿冷藏或冷冻,以防供试品内污染菌因保存条件的不正确导致死亡、损伤或者繁殖。供试品在检查之前,应保持原有包装的状态,严禁开启。包装已经开启的样品不能作为供试品进行检查。

### (三)样品的确认和处理

实验室应有被检样品的传递、接收、储存和识别管理程序。实验室在收到样品后应根据有关规定尽快对样品进行检查,并记录被检样品所有相关信息,如接收日期及时间、接收时样品的状况、采样操作的特征(包括采样日期和采样条件等)、贮藏条件。如果样品存在数量不足、包装破损、标签缺失、温度不适等,实验室应在决定是否检测或拒绝接受样品之前与相关人员沟通。样品的包装和标签有可能被严重污染,因此搬运和储存样品时应小心以避免污染的扩散,容器外部的消毒应不影响样品的完整性。样品的任何状况在检验报告中应有说明。选择具有代表性的样品,根据有关的国家或国际标准,或者使用经验证的实验方法,尽快进行检验。实验室应按照书面管理程序对样品进行保留和处置。如果实验用的是已知被污染的样品,应该在丢弃前进行灭菌。

## 二、培养基的制备

### (一) 检查用培养基的要求

无菌检查中所使用的培养基应进行适用性检查，培养基的适用性检查试验可用来确定实验室所使用的培养基（包括购买的不同批号的成品培养基、脱水培养基、按处方配制的培养基等）、保存条件（温度、湿度、时间及装培养基的容器）等是否能够满足无菌检查的要求。

### (二) 无菌检查的培养基

硫乙醇酸盐流体培养基主要用于厌氧菌的培养，也可用于需氧菌的培养；胰酪大豆胨液体培养基用于真菌和需氧菌的培养。

### (三) 培养基的制备

总流程：称药品→溶解→调 pH→过滤分装→包扎标记→灭菌→无菌检查→保存。

**1. 清洗玻璃器皿** 玻璃器皿如试管、三角瓶、烧杯和吸管、量筒等，应根据不同的情况，经过一定的处理，洗刷干净，并经过灭菌处理后才能使用。

**2. 选定培养基配方后称量** 根据硫乙醇酸盐流体培养基、胰酪大豆胨液体培养的配方组成用量，按比例依次称取或量取各成分，并做好记录。

**3. 溶化** 将称量好的各成分放入烧杯或三角瓶中，先加入少于所需水量，加热搅拌溶解，补足所需水量。

**4. 调 pH** 用 pH 1.8～8.0 的精密试纸或酸度计测定培养基的 pH。用 1mol/L NaOH 或 1mol/L HCl 调节 pH 到适宜范围内。

**5. 过滤与分装** 趁热用滤纸或多层纱布过滤培养基至透明。一般无特殊要求，这一步可省去。按使用目的和要求将培养基分装于试管、三角瓶中。

**6. 加塞** 培养基分装完毕后，在试管口或三角烧瓶口上塞上硅胶塞、棉塞、塑料（耐高温）或不锈钢的套管等，以阻止外界微生物进入培养基内而造成污染，并保证有良好的通气性能。

**7. 包扎标记** 加塞后，将全部试管用麻绳捆扎好，再在棉塞外包一层牛皮纸，以防止灭菌时冷凝水润湿棉塞，其外再用一道麻绳扎好。用记号笔注明培养基名称、组别、日期。三角烧瓶加塞后，外包牛皮纸，用麻绳以活结形式扎好，使用时容易解开，同样用记号笔注明培养基名称、组别、日期。

**8. 灭菌** 一般培养基可采用以 103.42kPa（121.3℃）、20～30 分钟高压蒸汽灭菌法灭菌。如因特殊情况不能及时灭菌，则应放入冰箱内暂存。

**9. 无菌检查** 抽取不少于 5 个试管或三角烧瓶，放入温度合适的培养箱中培养 14 天，证明无菌生长才可使用。

**10. 培养基灵敏度检查** 取装有硫乙醇酸盐流体培养基、胰酪大豆胨液体培养基各 7 支，前者分别接种不大于 100cfu 的金黄色葡萄球菌、铜绿假单胞菌、生孢梭菌各 2

支，另 1 支不接种作为空白对照；后者分别接种不大于 100cfu 的枯草芽孢杆菌、白色念珠菌、黑曲霉各 2 支，另 1 支不接种作为空白对照。将接种细菌的培养管培养 2~3 天，接种真菌的培养管培养 3~5 天。空白对照管应无菌生长，若加菌的培养基管均生长良好，判该培养基的灵敏度检查符合规定。如果加菌培养基管有无菌生长的现象，则培养基的灵敏度检查不符合规定，不能使用。

**11. 无菌检查方法适应性检查**　取 6 份无菌硫乙醇酸盐流体培养基，三份加入滤过供试品，并用浓度不大于 100cfu 金黄色葡萄球菌、大肠埃希菌、生孢梭菌菌液冲洗过薄膜的滤筒中或直接加入供试品，并分别加入不大于 100cfu 的金黄色葡萄球菌、大肠埃希菌、生孢梭菌，另外三份分别加入不大于 100cfu 的金黄色葡萄球菌、大肠埃希菌、生孢梭菌作为对照；另取 6 份胰酪大豆胨液体培养基，三份加入滤过供试品，并用浓度不大于 100cfu 枯草芽孢杆菌、白色念珠菌、黑曲霉菌液冲洗过薄膜的滤筒中或直接加入供试品，并分别加入不大于 100cfu 的金黄色葡萄球菌、大肠埃希菌、生孢梭菌，另外三份分别加入不大于 100cfu 的枯草芽孢杆菌、白色念珠菌、黑曲霉作为对照；置规定温度培养，培养 3~5 天。

在不含供试品各培养基中试验菌均生长良好，如含供试品各培养基中的试验菌均生长良好，则说明供试品的该检验量在该检验条件下无抑菌作用或其抑菌作用可以忽略不计，可以按此检查方法和检查条件进行供试品的无菌检查。如含供试品的任一培养基中的试验菌生长微弱、缓慢或不生长，则说明供试品的该检验量在该检验条件下有抑菌作用，应采用增加冲洗量、增加培养基的用量、使用中和剂或灭活剂、更换滤膜品种等方法，消除供试品的抑菌作用，并重新进行方法适用性试验。

方法适用性试验也可与供试品的无菌检查同时进行。

**12. 培养基的保存**　培养基最好现配现用，如需保存，应存放于冷暗处，最好放于普通冰箱内，且放置时间不宜超过一周。每批培养基均必须附有该批培养基制备记录副页或明显标签。

## 任务三　接种培养与判断

PPT

### 一、无菌检查供试品的检验量、检验数量

**1. 检验量**　即一次试验所用的供试品数量（g、ml 或 cm²）。

**2. 检验数量**　一般应随机抽取不少于 2 个最小包装的供试品，混合，取规定量供试品进行检验。

除另有规定外，一般供试品的检验量为 10g 或 10ml；膜剂为 100cm²；贵重药品、微量包装药品的检验量可以酌减。检验时，应从 2 个以上

**请你想一想**

某公司生产一小容器注射液（5ml/支），无菌检查方法采用薄膜过滤法。批生产 10 万支，分两锅次灭菌，请问每锅次最少取样量是多少？

最小包装单位中抽取供试品，大蜜丸还不得少于 4 丸，膜剂还不得少于 4 片。

检验量是指供试品每个最小包装接种至每份培养基的最小量（g 或 ml）。若每支（瓶）供试品的装量按规定足够接种两种培养基，则应分别接种硫乙醇酸盐流体培养基和胰酪大豆胨液体培养基。采用薄膜过滤法时，只要供试品特性允许，应将所有容器内的全部内容物过滤。阳性对照时供试品用量同供试品无菌检查时每份培养基接种的样品量。检验数量是指一次试验所用供试品最小包装容器的数量。除另有规定外，出厂产品及上市样品按药典最少检验数量规定进行抽样。具体要求见表 2 - 1、表 2 - 2、表 2 - 3。

表 2 - 1　批出厂产品及生物制品的原液和半成品最少检验数量

| 供试品 | 批产量 $N$（个） | 接种每种培养基的最少检验数量 |
|---|---|---|
| 注射剂 | ≤100 | 10% 或 4 个（取较多者） |
| | 100 < $N$ ≤ 500 | 10 个 |
| | >500 | 2% 或 20 个（取较少者） |
| | | 20 个（生物制品） |
| 大体积注射剂（ >100ml） | | 2% 或 10 个（取较少者） |
| | | 20 个（生物制品） |
| 冻干血液制品 | | |
| >5ml | 每柜冻干 ≤ 200 | 5 个 |
| | 每柜冻干 > 200 | 10 个 |
| ≤5ml | ≤100 | 5 个 |
| | 100 < $N$ ≤ 500 | 10 个 |
| | >500 | 20 个 |
| 眼用及其他非注射产品 | ≤200 | 5% 或 2 个（取较多者） |
| | >200 | 10 个 |
| 桶装无菌固体原料 | ≤4 | 每个容器 |
| | 4 < $N$ ≤ 50 | 20% 或 4 个容器（取较多者） |
| | >50 | 2% 或 10 个容器（取较少者） |
| 抗生素固体原料药（ ≥5g） | | 6 个容器 |
| 生物制品原液或半成品 | | 每个容器（每个容器制品的取样量为总量的 0.1% 或不少于 10ml，每开瓶一次，应如上法抽检） |
| 体外用诊断制品半成品 | | 每批（抽样量应不少于 3ml） |
| 医疗器具 | ≤100 | 10% 或 4 件（取较多者） |
| | 100 < $N$ ≤ 500 | 10 件 |
| | >500 | 2% 或 20 件（取较少者） |

注：若每个容器中的装量不足接种两种培养基，那么表中的检验数量应加倍。最少检验数量不包括阳性对照试验的供试品用量。

表 2 - 2　上市抽验样品（液体制剂）的最少检验数量

| 供试品 | 供试品最少检验数量（瓶或支） |
|---|---|
| 液体制剂 | 10 |
| 固体制剂 | 10 |

续表

| 供试品 | | 供试品最少检验数量（瓶或支） |
|---|---|---|
| 血液制品 | $V < 50ml$ | 6 |
| | $V \geqslant 50ml$ | 2 |
| 医疗器具 | | 10 |

注：1. 若供试品每个容器内的装量不够接种两种培养基，那么表中的最少检验数量应增加相应倍数。

2. 抗生素粉针剂（≥5g）及抗生素原料药（≥5g）的最少检验数量为6瓶（或支）。桶装固体原料的最少检验数量为4个包装。

表 2-3　供试品（液体制剂）的最少检验量

| 供试品 | 供试品装量 | 每支供试品接入每种培养基的最少量 |
|---|---|---|
| 液体制剂 | $\leqslant 1ml$ | 全量 |
| | $1ml < V \leqslant 40ml$ | 半量，但不得少于1ml |
| | $40ml < V \leqslant 100ml$ | 20ml |
| | $V > 100ml$ | 10%但不少于20ml |
| 固体制剂 | $M < 50mg$ | 全量 |
| | $50mg \leqslant M < 300mg$ | 半量，但不得少于50mg |
| | $300mg \leqslant M < 5g$ | 150mg |
| | $M \geqslant 5g$ | 500mg |
| | | 半量（生物制品） |
| 生物制品的原液及半成品 | | 半量 |
| 医疗器具 | 外科用辅料棉花及纱布 | 取100mg或1cm×3cm |
| | 缝合线、一次性医用材料 | 整个材料[①] |
| | 带导管的一次性医疗器具（如输液袋） | 二分之一内表面积 |
| | 其他医疗器具 | 整个器具[①]（切碎或拆散开） |

注：①如果医用器械体积过大，培养基用量可在2000ml以上，将其完全浸没。

## 二、滤膜

药典中规定无菌检查用的滤膜孔径应不大于0.45μm，直径约为50mm。自然界中的大部分细菌尤其是致病菌，其尺寸都大于0.45μm，所以绝大部分细菌都能被0.45μm的膜截留，而且微孔滤膜并非筛孔，而是一个复杂的通道，标称的孔径是指最大的孔的等效孔径，所以即使是小于0.45μm的细菌也是绝大部分都能被截留的。

## 三、阳性对照试验

阳性对照试验是指检查阳性菌在加入供试品的培养基中能否生长，以验证供试品有无抑菌活性物质和试验条件是否符合要求的试验。供试品的品种不同，按规定应分别做阳性对照；同一品种、不同厂家、不同批号都应做阳性对照。

## 四、结果判断 📱微课2

无菌检查试验中，阳性对照管应生长良好，说明试验培养基、培养环境是适合检查菌生长的，只要药品中有活菌存在，微生物就会正常生长，出现生长现象，反之说明培养基或培养环境不合适微生物生长，有活的微生物也不能生长。阴性对照无菌生长，说明整个操作过程是无菌操作，检查管中生长的微生物不是操作带入的，而是药品中本身就有的，反之说明操作不是无菌操作，生长的微生物不能确定是操作带入的还是药品本身具有的。因此只有查验试验中阳性对照室有菌生长，阴性对照无菌生长，试验结果才有效，否则，试验无效。若供试品管均澄清，或虽显浑浊但经确证无菌生长，判供试品符合规定；若供试品管中任何一管显浑浊并确证有菌生长，判供试品不符合规定，除非能充分证明试验结果无效，即生长的微生物非供试品所含。

## 五、重试

如果有充分证据证明试验结果无效，即试验生长的微生物不是供试品所含有的，并符合下列条件之一时，可判定试验结果无效。

（1）无菌检查试验所用的设备及环境的微生物监控结果不符合无菌检查法的要求，如无菌室洁净度不合格，设备带菌。

（2）回顾无菌试验过程，发现有可能引起微生物污染的因素，操作不是无菌操作。

（3）在阴性对照中观察到微生物生长，操作不是无菌操作。

（4）供试品管中生长的微生物经鉴定后，确证是因无菌试验中所使用的物品或无菌操作技术不当引起的。

无菌检查试验如果经确认是无效的，应重试。重试时，重新取相同量的供试品，按无菌检查试验的操作进行检查，若无菌生长，判供试品符合规定；若有菌生长，判供试品不符合规定。

## 六、无菌检查的操作步骤

### （一）薄膜过滤法的操作 🅴 微课3

**1. 供试品的制备**　按照 2020 年版《中国药典》规定的检验数量进行抽样，在封闭式隔离器内用适宜的消毒液对供试品容器表面进行彻底消毒，将所有容器内的全部内容物进行混合至含不少于 100ml 适宜稀释液（0.1%无菌蛋白胨水溶液）的无菌容器中，混匀。

**2. 过滤**　先用少量的冲洗液（pH 7.0 无菌氯化钠 – 蛋白胨缓冲液）过滤，润湿滤膜。将上述混匀后的供试品溶液进行过滤（图 2 – 1、图 2 – 2）。

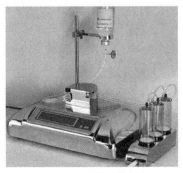
图 2 – 1　智能集菌仪图

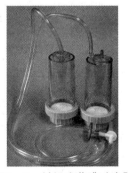
图2 – 2　封闭式薄膜过滤器

3. **冲洗**　用100ml冲洗液冲洗滤膜不少于三次，总冲洗量不得超过1000ml，以避免滤膜上的微生物受损伤。

4. **接种培养**　1份滤器中加入100ml硫乙醇酸盐流体培养基，1份滤器中加入100ml胰酪大豆胨液体培养基。将接种有硫乙醇酸盐流体培养基的滤器放置于30～35℃培养14天，将接种有胰酪大豆胨液体培养基放置于20～25℃培养14天。

5. **阳性对照菌液制备**　将金黄色葡萄球菌的新鲜培养物（30～35℃培养18～24小时）用pH 7.0无菌氯化钠－蛋白胨缓冲液制成每1ml含菌数小于100cfu（菌落形成单位）的菌悬液。

> **请你想一想**
>
> 一般细菌或真菌液体培养基中培养2～3天就会出现生长现象，为什么无菌检查要培养14天，而不是3天？

6. **阳性对照**　在上述供试品溶液中接种1ml金黄色葡萄球菌悬液。供试品用量同供试品无菌检查时每份培养基接种的样品量。将含有菌液的供试品溶液过滤后接种培养基进行培养。阳性对照管培养72小时内应生长良好。

7. **阴性对照**　取相应稀释液、冲洗液过滤，接种培养基后培养，作为阴性对照。阴性对照不得有菌生长。

8. **逐日观察、记录**　培养期间应逐日观察并记录是否有菌生长。如在加入供试品后或在培养过程中，培养基出现浑浊，培养14天后，不能从外观上判断有无微生物生长，可取该培养液适量转种至同种新鲜培养基中，培养3天，观察接种的同种新鲜培养基是否再出现浑浊；或取培养液涂片，染色，镜检，判断是否有菌。

## 无菌检查原始记录

### （薄膜过滤法）

第　页　共　页　　　　　　　　　　　温度（℃）：　　　　　相对湿度（%）：

| 样品编号 | | 样品名称 | |
|---|---|---|---|
| 批号 | | 规格 | |
| 生产国及厂家名称 | | 供样单位 | |
| 检验依据 | □《中国药典》（2020年版）四部<br>□进口药品质量复核标准<br>□其他 | | |
| 仪器型号及编号 | 超净工作台仪器编号：<br>细菌培养（35℃）仪器编号：<br>霉菌培养（25℃）仪器编号：<br>HTY-Ⅲ智能集菌器仪器编号：<br>一次性全封闭集菌培养器型号：　　　　批号： | | |
| 实验环境 | 无菌室室温：____℃　　　相对湿度：____%<br>洁净度：_____　　无菌室：_____　　净化台：_____ | | |
| 供试液制备 | □常规法供试品　瓶（支）　　0.9%无菌蛋白胨溶液　　毫升<br>□非水溶性供试品　瓶（支）　加乳化剂　　（克或毫升）<br>□其他制备法　瓶（支） | | |

| 培养基批号 | 硫乙醇酸盐培养基胰酪大豆胨培养基<br>灭菌生理盐水或其他稀释液 | | |
|---|---|---|---|
| | 滤膜冲洗液用量＿＿＿＿＿毫升 | | |
| | 阳性对照： 阴性对照： 本底对照： | | |
| 培养时间（天） | 1 2 3 4 5 6 7 8 9 10 11 12 13 14 | | |
| 需氧菌培养基<br>厌氧菌培养基<br>真菌培养基 | | | |
| 其他检验方法 | | | |
| 备注 | | | |
| 结论 | □（均）符合规定 | □（均）不符合规定 | |

检验者： 校对者： 审核者：
日期： 日期： 日期：

**9. 结果判断** 阳性对照管应生长良好，阴性对照管不得有菌生长。否则，试验无效。若供试品管均澄清，或虽显浑浊但经确证无菌生长，判供试品符合规定；若供试品管中任何一管显浑浊并确证有菌生长，判供试品不符合规定，除非能充分证明试验结果无效，即生长的微生物非供试品所含。

**（二）直接接种法的操作步骤**

**1. 供试品的制备** 按照 2020 年版《中国药典》规定的检验数量进行抽样，在封闭式隔离器内用适宜的消毒液对供试品容器表面进行彻底消毒，将所有容器内的全部内容物进行混合。

**2. 接种培养** 取 6 支试管，每管加入硫乙醇酸盐流体培养基不少于 15ml，同时接种 1ml 的供试品溶液。将上述试管放置于 30～35℃培养 14 天。取 6 支试管，每管加入胰酪大豆胨液体培养基不少于 10ml，同时接种 1ml 的供试品溶液，将上述试管放置于 20～25℃培养 14 天。

**3. 阳性对照** 取 1 支试管，加入硫乙醇酸盐流体培养基，同时接种 1ml 的供试品溶液和 1ml 金黄色葡萄球菌悬液，将上述试管放置于 30～35℃培养，阳性对照管培养 72 小时内应生长良好。

**4. 阴性对照** 同薄膜过滤法。

**5. 逐日观察、记录** 同薄膜过滤法。

**6. 结果判断** 同薄膜过滤法。

### （三）注意事项

1. 在样品进入无菌区前应进行消毒处理，在进行样品外表面消毒时，应确保样品的完整性。

2. 无菌检查应在无菌条件下进行，试验环境必须达到无菌检查的要求，检验全过程应严格遵守无菌操作。

3. 只要供试品性状允许，应采用薄膜过滤法，薄膜过滤法一般应采用封闭式薄膜过滤器。

# 实训六　葡萄糖注射液的无菌检查

## 一、材料与器材

**1. 供试品**　葡萄糖注射液。

**2. 培养基及试剂**　硫乙醇酸盐流体培养基、胰酪大豆胨液体培养基、0.1% 无菌蛋白胨水溶液、pH 7.0 无菌氯化钠 – 蛋白胨缓冲液等。

**3. 器材及耗材**　封闭式隔离器、恒温培养箱、高压蒸汽灭菌器、恒温干燥箱、75% 乙醇溶液、智能集菌器、一次性全封闭集菌培养器等。

## 二、实训步骤

**1. 葡萄糖注射液薄膜过滤法**

（1）应知　葡萄糖注射液薄膜过滤法的操作步骤，并能使用封闭式薄膜过滤器进行操作。

（2）应会

操作记录表

| 序号 | 步骤 | 操作内容 |
|---|---|---|
| 1 | 供试品的制备 | 按照 2020 版药典规定的检验数量进行抽样，在_____内用适宜的消毒液对_____进行彻底消毒，将所有容器内的全部内容物进行混合至含不少于 100ml 适宜_____（0.1% 无菌蛋白胨水溶液）的无菌容器中，混匀 |
| 2 | 过滤 | 先用少量的_____（pH 7.0 无菌氯化钠 – 蛋白胨缓冲液）过滤，润湿滤膜。将上述混匀后的供试品溶液进行过滤 |
| 3 | 冲洗 | 用_____ml 冲洗液冲洗滤膜不少于三次，总冲洗量不得超过 1000ml，以避免滤膜上的微生物受损伤 |
| 4 | 接种培养 | 1 份滤器中加入 100ml _____培养基，1 份滤器中加入 100ml _____培养基。将接种有硫乙醇酸盐流体培养基的滤器放置于_____培养_____天，将接种有胰酪大豆胨液体培养基置于_____培养_____天 |
| 5 | 阳性对照菌液制备 | 将_____的新鲜培养物（30～35℃培养 18～24 小时）用 pH 7.0 无菌氯化钠 – 蛋白胨缓冲液制成每 1ml 含菌数小于_____cfu（菌落形成单位）的菌悬液 |

续表

| 序号 | 步骤 | 操作内容 |
|---|---|---|
| 6 | 阳性对照 | 在上述_____中接种1ml金黄色葡萄球菌悬液。供试品用量同供试品无菌检查时每份培养基接种的样品量。将含有菌液的供试品溶液过滤后接种培养基进行培养。阳性对照管培养_____小时内应_____ |
| 7 | 阴性对照 | 取相应_____、_____过滤，接种培养基后培养，作为阴性对照。阴性对照管培养_____小时应_____ |
| 8 | 逐日观察、记录 | 培养期间应逐日观察并记录_____。如在加入供试品后或在培养过程中，培养基_____，培养14天后，不能从外观上判断有无微生物生长，可取该培养液适量转种至同种新鲜培养基中，培养3天，观察接种的同种新鲜培养基是否再出现浑浊；或取培养液涂片，染色，镜检，判断是否有菌 |
| 9 | 结果判断 | 阳性对照管应_____，阴性对照管_____。否则，试验无效。若供试品管均_____，或虽显浑浊但经确证_____，判供试品符合规定；若供试品管中任何一管显_____并确证_____，判供试品_____，除非能充分证明试验结果_____，即生长的微生物非供试品所含 |

### 2. 葡萄糖注射液直接接种法

（1）应知　葡萄糖注射液直接接种法的操作步骤，同时巩固无菌操作技术的注意事项。

（2）应会

操作记录表

| 序号 | 步骤 | 操作内容 |
|---|---|---|
| 1 | 供试品的制备 | 按照2020版药典规定的检验数量进行抽样，在封闭式隔离器内用适宜的_____对供试品容器表面进行彻底消毒，将所有容器内的全部内容物进行混合 |
| 2 | 接种培养 | 取6支试管，每管加入_____培养基不少于_____ml，同时接种1ml的_____，将上述试管放置于30～35℃培养14天。取6支试管，每管加入_____培养基不少于_____ml，同时接种1ml的供试品溶液，将上述试管放置于20～25℃培养14天 |
| 3 | 阳性对照 | 取1支试管，加入硫乙醇酸盐流体培养基，同时接种1ml的供试品溶液和1ml金黄色葡萄球菌悬液，将上述试管放置于30～35℃培养，阳性对照管培养72小时内应生长良好 |
| 4 | 阴性对照 | 同薄膜过滤法 |
| 5 | 逐日观察、记录 | 同薄膜过滤法 |
| 6 | 结果判断 | 同薄膜过滤法 |

## 目标检测

### 一、选择题（1～7题为单选题，8～10题为多选题）

1. 无菌检查中培养基灭菌后的检验有（　　）。

    A. 形态检验　　　　　　　　　　B. 无菌检验

    C. pH 检查　　　　　　　　　　D. 营养物质浓度检测

2. 滤膜过滤抗菌无菌药品后，滤膜应用无菌水冲洗（　　）。

A. 一次　　　　B. 二次　　　　C. 三次　　　　D. 四次

3. 冲洗滤膜的无菌水应少于（　　）。

A. 500ml　　　B. 1000ml　　　C. 1500ml　　　D. 2000ml

4. 培养基灭菌后无菌检验是将培养基放在适宜条件下培养（　　）。

A. 2～3 天　　　B. 3～5 天　　　C. 7 天　　　D. 14 天

5. 无菌检查的抽样量是最小检验量的（　　）。

A. 1 倍　　　　B. 2 倍　　　　C. 3 倍　　　　D. 4 倍

6. 无菌检查法中检验用量是从随机抽取不少于（　　）最小包装的供试品混合后，取规定量供试品进行检验。

A. 1 个　　　　B. 2 个　　　　C. 3 个　　　　D. 4 个

7. 滤膜过滤法所用的滤膜孔径应为（　　）。

A. 0.40μm　　　B. 0.45μm　　　C. 0.50μm　　　D. 0.55μm

8. 无菌检查试验无效的条件包括（　　）。

A. 无菌室洁净度不合格　　　　　　B. 检查操作不是无菌操作
C. 阴性对照有菌生长　　　　　　　D. 阳性对照无菌生长

9. 无菌检查法试验结果有效的条件是（　　）。

A. 阳性对照有菌生长　　　　　　　B. 阳性对照无菌生长
C. 阴性对照有菌生长　　　　　　　D. 阴性对照无菌生长

10. 无菌药物产品包括（　　）。

A. 维生素 C 注射液　　B. 口服液　　　C. 片剂　　　　D. 眼用药

## 二、思考题

1. 无菌检查时为什么要同时进行阳性对照试验和阴性对照试验？

2. 药品无菌检查适应性验证的目的是什么？如果供试品对无菌检查有影响，应该如何处理？

3. 什么情况下可以判定无菌检查结果无效？无菌检查结果无效应该如何处理？

4. 请为某药业生产的维生素 C 注射液制定无菌检查的操作规程（包括药品仪器、操作过程及操作技术、结果判断）。

书网融合……

 微课1　　 微课2　　 微课3　　 划重点　　 自测题

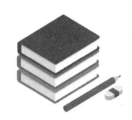

**学习目标**

**知识要求**

1. **掌握** 平皿法和薄膜过滤法的方法及步骤。
2. **熟悉** 微生物计数法的适用范围。
3. **了解** 微生物计数法的目的。

**能力要求**

1. 学会正确取样，制备并保存培养基。
2. 能够根据药典进行药品的微生物总数检查。
3. 能够对检查方法及培养基进行验证。

**情感要求**

1. 增强学生强烈的卫生意识。
2. 培养学生工作认真细致的工作作风。

📋 **岗位情景模拟**

**情景描述** 某药业生产的一批重组人胰岛素原料药，根据药典要求需要进行"微生物限度"检查。要求照非无菌产品微生物限度检查法中的微生物计数法（通则 1105）进行检查。

**讨论** 1. 什么是微生物限度检查？

2. 微生物计数法应怎样操作？

📖 **任务一 微生物数量基础知识**

PPT

非无菌药品中污染的某些微生物可能导致药物活性降低，甚至使药品丧失疗效，从而对患者健康造成潜在的危害。因此，在药品生产、贮藏和流通各个环节中，药品生产企业应严格遵循 GMP 的指导原则，以降低产品受微生物污染程度。非无菌产品的微生物限度检查法包括微生物计数法、控制菌检查法。药品微生物限度标准可用于判断非无菌制剂及原料、辅料、中药饮片等是否符合药典的规定。

## 一、微生物计数法

微生物计数法系用于能在有氧条件下生长的嗜温细菌和真菌的计数。

微生物计数法用于检查非无菌制剂及其原、辅料等是否符合规定的微生物限度标准，不适用于活菌制剂的检查。微生物计数试验检验全过程必须严格遵守无菌操作，防止再污染，防止污染的措施不得影响供试品中微生物的检出。如供试品有抗菌活性，应尽可能去除或中和。供试品检查时，若使用了中和剂或灭活剂，应确认其有效性及对微生物无毒性。供试液制备时如果使用了表面活性剂，应确认其对微生物无毒性以及与所使用中和剂或灭活剂的相容性。

**1. 计数方法** 包括平皿法、薄膜过滤法和最可能数法（Most Probable-Number Method，简称 MPN 法）。MPN 法用于微生物计数时精确度较差，但对于某些微生物污染量很小的供试品，MPN 法可能是更适合的方法。供试品检查时，应根据供试品理化特性和微生物限度标准等因素选择计数方法，检测的样品量应能保证所获得的试验结果能够判断供试品是否符合规定。所选方法的适用性须经确认。

**2. 计数培养基适用性检查和供试品计数方法适用性试验** 供试品微生物计数中所使用的培养基应进行适用性检查。供试品的微生物计数方法应进行方法适用性试验，以确认所采用的方法适合于该产品的微生物计数。若检验程序或产品发生变化可能影响检验结果时，计数方法应重新进行适用性试验。

你知道吗
---

药品微生物的检验结果受很多因素的影响，如样品中微生物可能分布不均匀、微生物检验方法的误差较大等。因此，在药品微生物检验中，为保证检验结果的可靠性，必须使用经验证的检测方法，并严格按照药品微生物实验室质量管理指导原则要求进行检验。

药品微生物实验室质量管理指导原则包括以下几个方面：人员、培养基、试剂、菌种、设施和环境条件、设备、样品、检验方法、污染废弃物处理、结果有效性的保证、实验记录、结果的判断和检测报告、文件等。

---

## 二、非无菌药品微生物限度标准

非无菌药品的微生物限度标准是基于药品的给药途径和对患者健康潜在的危害以及药品的特殊性而制订的（表 3-1、表 3-2、表 3-3、表 3-4）。在药品生产、贮存、销售过程中的检验，药用原料、辅料、中药提取物及中药饮片的检验，新药标准制订，进口药品标准复核，考察药品质量及仲裁等工作中经常遇到。

表 3-1 非无菌药品微生物限度标准

| 给药途径 | 需氧菌总数<br>（cfu/g、cfu/ml 或 cfu/10cm²） | 霉菌和酵母菌总数<br>（cfu/g、cfu/ml 或 cfu/10cm²） |
|---|---|---|
| 口服给药 | | |
| 　固体制剂 | $10^3$ | $10^2$ |
| 　液体及半固体制剂 | $10^2$ | $10^1$ |
| 口腔黏膜给药制剂<br>耳用制剂<br>皮肤给药制剂<br>呼吸道吸入给药制剂<br>阴道、尿道给药制剂 | $10^2$ | $10^1$ |

续表

| 给药途径 | 需氧菌总数<br>（cfu/g、cfu/ml 或 cfu/10cm²） | 霉菌和酵母菌总数<br>（cfu/g、cfu/ml 或 cfu/10cm²） |
|---|---|---|
| 直肠给药 | | |
| 　固体及半固体制剂 | $10^3$ | $10^2$ |
| 　液体制剂 | $10^2$ | $10^2$ |
| 其他局部给药制剂 | $10^2$ | $10^2$ |

表3－2　非无菌含药材原粉的中药制剂的微生物限度标准

| 给药途径 | 需氧菌总数<br>（cfu/g、cfu/ml 或 cfu/10cm²） | 霉菌和酵母菌总数<br>（cfu/g、cfu/ml 或 cfu/10cm²） |
|---|---|---|
| 固体口服给药制剂 | | |
| 　不含豆豉、神曲等发酵原粉 | $10^4$（丸剂 $3\times10^4$） | $10^2$ |
| 　含豆豉、神曲等发酵原粉 | $10^5$ | $5\times10^2$ |
| 液体及半固体口服给药制剂 | | |
| 　不含豆豉、神曲等发酵原粉 | $5\times10^2$ | $10^2$ |
| 　含豆豉、神曲等发酵原粉 | $10^3$ | $10^2$ |
| 固体局部给药制剂 | | |
| 　用于表皮或黏膜不完整 | $10^3$ | $10^2$ |
| 　用于表皮或黏膜完整 | $10^4$ | $10^2$ |
| 液体及半固体局部给药制剂 | | |
| 　用于表皮或黏膜不完整 | $10^2$ | $10^2$ |
| 　用于表皮或黏膜完整 | $10^2$ | $10^2$ |

表3－3　非无菌药用原料及辅料的微生物限度标准

| | 需氧菌总数<br>（cfu/g 或 cfu/ml） | 霉菌和酵母菌总数<br>（cfu/g 或 cfu/ml） |
|---|---|---|
| 药用原料及辅料 | $10^3$ | $10^2$ |

表3－4　中药提取物及中药饮片的微生物限度标准

| | 需氧菌总数<br>（cfu/g 或 cfu/ml） | 霉菌和酵母菌总数<br>（cfu/g 或 cfu/ml） |
|---|---|---|
| 中药提取物 | $10^3$ | $10^2$ |
| 直接口服及泡服饮片 | $10^5$ | $10^3$ |

## 任务二　培养基的制备与适用性检查

PPT

## 一、培养基的制备

### 1. 胰酪大豆胨琼脂培养基

胰酪胨　　　　　　15.0g　　　　　　琼脂　　　　15.0g

大豆木瓜蛋白酶水解物　　　5.0g　　　　　　　　　　　水　　　　　1000ml

氯化钠　　　　　　　　　　　5.0g

除琼脂外，取上述成分，混合，微温溶解，调节 pH 使灭菌后 25℃ pH 为 7.3 ±0.2，加入琼脂，加热溶化后，摇匀，分装，灭菌。

**2. 沙氏葡萄糖琼脂培养基**

动物组织胃蛋白酶水解物和胰酪胨等量混合物　10.0g　　　　琼脂　　　15.0g

水　　　　　　　　　　　　　　　　　　　　　1000ml　　　　葡萄糖　　40.0g

除葡萄糖、琼脂外，取上述成分，混合，微温溶解，调节 pH 使灭菌后 25℃ pH 为 5.6 ±0.2，加入琼脂，加热溶化后，再加入葡萄糖，摇匀，分装，灭菌。

**3. 培养基的制备总流程**：称药品→溶解→调 pH→包扎标记→灭菌→无菌检查→保存（图 3 – 1）。

　　　称量　　　　　　　　　溶解　　　　　　　　　包扎　　　　　　　　　灭菌

图 3 – 1　培养基制备过程（部分）

【注意事项】

（1）调 pH　用 pH1.8 ~ 8.0 的精密试纸或酸度计测定培养基的 pH。用 1mol/L NaOH 或 1mol/L HCl 调节 pH 到适宜范围内。

（2）如有需要，过滤与分装趁热用滤纸或多层纱布过滤培养基至透明。一般无特殊要求，这一步可省去。按使用目的和要求将培养基分装于试管、三角瓶中。

（3）灭菌　一般培养基可采用 103.42kPa（121.3℃）、20 ~ 30 分钟高压蒸汽灭菌法灭菌。如因特殊情况不能及时灭菌，则应放入冰箱内暂存。

## 二、培养基适用性检查

微生物计数中所用的培养基应进行适用性检查。适用性检查需采用规定试验菌株配制成试验菌液，采用适当的计数方法检查需氧菌总数和霉菌及酵母菌总数。

**1. 菌种**　试验菌株的传代次数不超过 5 代（从菌种保藏中心获得的干燥菌种为 0 代），并采用适宜的菌种保藏技术进行保存，以保证试验菌株的生物学特性。

金黄色葡萄球菌（*Staphylococcus aureus*）〔CMCC（B）26003〕

铜绿假单胞菌（*Pseudomonas aeruginosa*）〔CMCC（B）10104〕

枯草芽孢杆菌（*Bacillus subtilis*）〔CMCC（B）63501〕

白色念珠菌（*Candida albicans*）〔CMCC（F）98001〕

黑曲霉（*Aspergillus niger*）〔CMCC（F）98003〕

**2. 菌液制备**　按表 3 – 5 规定程序培养试验菌株。取金黄色葡萄球菌、铜绿假单胞菌、枯草芽孢杆菌、白色念珠菌的新鲜培养物,用 pH 7.0 无菌氯化钠 - 蛋白胨缓冲液或 0.9% 无菌氯化钠溶液制成适宜浓度的菌悬液;取黑曲霉的新鲜培养物加入适量含 0.05%(ml/ml)聚山梨酯 80 的 pH 7.0 无菌氯化钠 - 蛋白胨缓冲液或含 0.05%(ml/ml)聚山梨酯 80 的 0.9% 无菌氯化钠溶液,将孢子洗脱。然后,采用适宜的方法吸出孢子悬液至无菌试管内,用含 0.05%(ml/ml)聚山梨酯 80 的 pH 7.0 无菌氯化钠 - 蛋白胨缓冲液或含 0.05%(ml/ml)聚山梨酯 80 的 0.9% 无菌氯化钠溶液制成适宜浓度的黑曲霉孢子悬液。菌液制备后若在室温下放置,应在 2 小时内使用;若保存在 2 ~ 8℃,可在 24 小时内使用。黑曲霉孢子悬液可保存在 2 ~ 8℃,在验证过的贮存期内使用。

**3. 阴性对照** 为确认试验条件是否符合要求,应进行阴性对照试验,阴性对照试验应无菌生长。如阴性对照有菌生长,应进行偏差调查。

**4. 培养基适用性检查** 按表 3 - 5 规定,接种不大于100cfu 的菌液至胰酪大豆胨液体培养基管或胰酪大豆胨琼脂培养基平板或沙氏葡萄糖琼脂培养基平板,置表 3 - 5 规定条件下培养。每一试验菌株平行制备 2 管或 2 个平板。同时,用相应的对照培养基替代被检培养基进行上述试验。被检固体培养基上的菌落平均数与对照培养基上的菌落平均数的比值应为 0.5 ~ 2,且菌落形态大小应与对照培养基上的菌落一致;被检液体培养基管与对照培养基管比较,试验菌应生长良好。

表 3 - 5 菌液的制备和培养基适用性检查培养条件

| 试验菌株 | 试验菌液制备 | 计数培养基适用性检查 | |
| --- | --- | --- | --- |
| | | 需氧菌总数计数 | 霉菌和酵母菌总数计数 |
| 金黄色葡萄球菌<br>铜绿假单胞菌<br>枯草芽孢杆菌 | 胰酪大豆胨琼脂培养基或胰酪大豆胨液体培养基,培养温度 30 ~ 35℃,培养时间 18 ~ 24 小时 | 胰酪大豆胨琼脂培养基或胰酪大豆液体培养基,培养温度 30 ~ 35℃,培养时间不超过 3 天,接种量不大于100cfu | |
| 白色念珠菌<br>黑曲霉 | 沙氏葡萄糖琼脂培养基或沙氏葡萄糖液体培养基,培养温度 20 ~ 25℃,培养时间 2 ~ 3 天(黑曲霉培养时间 5 ~ 7 天,或直到获得丰富的孢子) | 胰酪大豆胨琼脂培养基,培养温度 30 ~ 35℃,培养时间不超过 5 天,接种量不大于100cfu | 沙氏葡萄糖琼脂培养基,培养温度 20 ~ 25℃,培养时间不超过 5 天,接种量不大于100cfu |

## 三、计数方法适用性试验

供试品的微生物计数方法应进行方法适用性试验,以确认所采用的方法适合于该产品的微生物计数。若检验程序或产品发生变化可能影响检验结果时,计数方法应重新进行适用性试验。

**1. 供试液的制备** 根据供试品的理化特性与生物学特性,采取适宜的方法制备供试液。供试液制备若需加温时,应均匀加热,且温度不应超过45℃。供试液从制备至加入检验用培养基,不得超过 1 小时。常用的供试液制备方法详见 2020 年版《中国药典》。

**2. 接种和稀释**　按培养基适用性检查的条件及下列要求进行供试液的接种和稀释，制备微生物回收试验用供试液。所加菌液的体积应不超过供试液体积的1%。为确认供试品中的微生物能被充分检出，首先应选择最低稀释级的供试液进行计数方法适用性试验。

（1）试验组　取上述制备好的供试液，加入试验菌液，混匀，使每1ml供试液或每张滤膜所滤过的供试液中含菌量不大于100cfu。

（2）供试品对照组　取制备好的供试液，以稀释液代替菌液同试验组操作。

（3）菌液对照组　取不含中和剂及灭活剂的相应稀释液替代供试液，按试验组操作加入试验菌液并进行微生物回收试验。

**3. 抗菌活性的去除或灭活**　供试液接种后，按规定的方法进行微生物计数。若试验组菌落数减去供试品对照组菌落数的值小于菌液对照组菌落数值的50%，可采用下述方法消除供试品的抑菌活性。

（1）增加稀释液或培养基体积。

（2）加入适宜的中和剂或灭活剂。

（3）采用薄膜过滤法。

（4）上述几种方法联合使用。

## 四、计数方法

**1. 平皿法**　包括倾注法和涂布法，按表3-5中每株试验菌每种培养基至少制备2个平皿，以算术平均值作为计数结果。

（1）倾注法　取供试液1ml，置直径90mm的无菌平皿中，注入15~20ml温度不超过45℃溶化的胰酪大豆胨琼脂或沙氏葡萄糖琼脂培养基，混匀，凝固，倒置培养。按表3-5规定条件培养、计数。同法测定供试品对照组及菌液对照组菌数。计算各试验组的平均菌落数。

（2）涂布法　取适量（通常为15~20ml）温度不超过45℃的胰酪大豆胨琼脂或沙氏葡萄糖琼脂培养基，注入直径90mm的无菌平皿，凝固，制成平板，采用适宜的方法使培养基表面干燥（图3-2）。每一平板表面接种供试液不少于0.1ml，按表3-5规定条件培养、计数。同法测定供试品对照组及菌液对照组菌数。计算各试验组的平均菌落数。

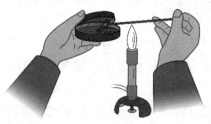

图3-2　涂布法

在方法适用性试验中，供试品可能生长的菌落数未知，可用同一稀释液将供试液进一步10倍系列稀释，以找到合适的稀释倍数（图3-3）。

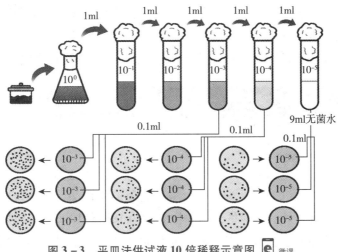

图 3 - 3 平皿法供试液 10 倍稀释示意图 微课

**2. 薄膜过滤法** 所采用的滤膜孔径应不大于 0.45mm，直径一般为 50mm。滤器及滤膜使用前应采用适宜的方法灭菌。使用时，水溶性供试液过滤前先将少量的冲洗液过滤以润湿滤膜。油类供试品，其滤膜和滤器在使用前应充分干燥。供试液经薄膜过滤后，若需要用冲洗液冲洗滤膜，每张滤膜每次冲洗量一般为 100ml。总冲洗量一般不超过 500ml，以避免滤膜上的微生物受损伤。菌膜过滤装置如图 3 - 4 所示。

取供试液适量（一般取相当于 1g、1ml 或 10cm² 的供试品），加至适量的稀释液中，混匀，过滤。用适量的冲洗液冲洗滤膜。

若测定需氧菌总数，转移滤膜菌面朝上贴于胰酪大豆胨琼脂培养基平板上；若测定霉菌和酵母总数，转移滤膜菌面朝上贴于沙氏葡萄糖琼脂培养基平板上（图 3 - 5）。用培养基适用性试验相同条件培养、计数。每株试验菌每种培养基至少制备一张滤膜。同法测定供试品对照组及菌液对照组菌数。

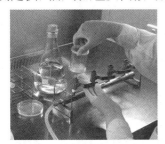

图 3 - 4 菌膜过滤装置

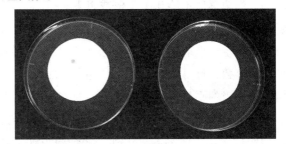

图 3 - 5 菌膜培养平板

**3. MPN 法** 精密度和准确度不及薄膜过滤法和平皿计数法，仅在供试品需氧菌总数没有适宜计数方法的情况下使用，本法不适用于霉菌计数。

## 五、结果判断

计数方法适用性试验中，采用平皿法或薄膜过滤法时，试验组菌落数减去供试品对照组菌落数的值与菌液对照组菌落数的比值应为 0.5～2；若各试验菌的回收试验均符合要求，照所用的供试液制备方法及计数方法进行该供试品的需氧菌总数、霉菌和酵母菌总数计数。方法适用性确认时，若采用上述方法还存在一株或多株试验菌的回收达不到要求，那么选择回收最接近要求的方法和试验条件进行供试品的检查。

## 任务三　供试品检查与结果判断

PPT

### 一、供试品的检验量

检验数量一般应随机抽取不少于 2 个最小包装的供试品，混合，取规定量供试品进行检验。除另有规定外，一般供试品的检验量为 10g 或 10ml；膜剂为 $100cm^2$；贵重药品、微量包装药品的检验量可以酌减。检验时，应从 2 个以上最小包装单位中抽取供试品，大蜜丸还不得少于 4 丸，膜剂还不得少于 4 片。

### 二、阴性对照试验

以稀释液代替供试液进行阴性对照试验，阴性对照试验应无菌生长。如果阴性对照有菌生长，应进行偏差调查。

### 三、培养和计数

**1. 平皿法**　除另有规定外，胰酪大豆胨琼脂培养基平板在 30～35℃ 培养 3～5 天，沙氏葡萄糖琼脂培养基平板在 20～25℃ 培养 5～7 天，观察菌落生长情况，点计平板上生长的所有菌落数，计数并报告。菌落蔓延生长成片的平板不宜计数。点计菌落数后，计算各稀释级供试液的平均菌落数。若同稀释级两个平板的菌落数平均值不小于 15，则两个平板的菌落数不能相差 1 倍或以上。

**菌数报告规则**　需氧菌总数测定宜选取平均菌落数小于 300cfu 的稀释级、霉菌和酵母菌总数测定宜选取平均菌落数小于 100cfu 的稀释级，作为菌数报告的依据。取最高的平均菌落数，计算 1g、1ml 或 $10cm^2$ 供试品中所含的微生物数，取两位有效数字报告。如各稀释级的平板均无菌落生长，或仅最低稀释级的平板有菌落生长，但平均菌落数小于 1 时，以 <1 乘以最低稀释倍数的值报告菌数。

**2. 薄膜过滤法**　除另有规定外，按计数方法适用性试验确认的方法进行供试液制备。取相当于 1g、1ml 或 $10cm^2$ 供试品的供试液，可照方法适用性试验确认的方法加至适量稀释液中，立即过滤，冲洗，冲洗后取出滤膜，菌面朝上贴于胰酪大豆胨琼脂培养基或沙氏葡萄糖琼脂培养基上培养。培养条件和计数方法同平皿法，每张滤膜上的菌落数应不超过 100cfu。

**菌数报告规则**　以相当于 1g、1ml 或 $10cm^2$ 供试品的菌落数报告菌数；若滤膜上无菌落生长，以 <1 报告菌数（每张滤膜过滤 1g、1ml 或 $10cm^2$ 供试品），或 <1 乘以最低稀释倍数的值报告菌数。

## 四、结果判断

需氧菌总数是指胰酪大豆胨琼脂培养基上生长的总菌落数（包括真菌菌落数）；霉菌和酵母菌总数是指沙氏葡萄糖琼脂培养基上生长的总菌落数（包括细菌菌落数）。若因沙氏葡萄糖琼脂培养基上生长的细菌使霉菌和酵母菌的计数结果不符合微生物限度要求，可使用含抗生素（如氯霉素、庆大霉素）的沙氏葡萄糖琼脂培养基或其他选择性培养基（如玫瑰红钠琼脂培养基）进行霉菌和酵母菌总数测定。使用选择性培养基时，应进行培养基适用性检查。若采用 MPN 法，测定结果为需氧菌总数。

各品种项下规定的微生物限度标准解释如下：

$10^1$cfu：可接受的最大菌数为 20；

$10^2$cfu：可接受的最大菌数为 200；

$10^3$cfu：可接受的最大菌数为 2000，依此类推。

若供试品的需氧菌总数、霉菌和酵母菌总数的检查结果均符合该品种项下的规定，判供试品符合规定；若其中任何一项不符合该品种项下的规定，判供试品不符合规定。

## 五、微生物计数法的操作步骤

### （一）平皿法——倾注法

**1. 供试品的制备**　按照 2020 年版《中国药典》规定的检验数量进行抽样，并根据剂型需要制备成 1∶10 的供试液，混匀。

**2. 稀释**　取供试药物，无菌操作，用适当的稀释剂进行 10 倍系列稀释。

**3. 取样**　分别取 3 个稀释级别的供试液（一般取 $10^{-1}$、$10^{-2}$、$10^{-3}$）检验，每级稀释液取 1ml，分别注入 2～3 个平皿中。

**4. 阳性对照**　另取吸管吸取 1ml 含菌液注入平皿中。

**5. 倾注培养基**　每一平皿倾注 15～20ml 温度不超过 45℃的培养基（测定需氧菌使用胰酪大豆胨琼脂培养基，测定霉菌和酵母菌用沙氏葡萄糖琼脂培养基），快速转动平皿使菌液与培养基混匀，平放，待凝。

> **请你想一想**
> 为什么需氧菌总数测定宜选取平均菌落数小于 300cfu 的稀释级，而霉菌和酵母菌总数测定宜选取平均菌落数小于 100cfu 的稀释级，作为报告的依据？

**6. 培养**　按照表 3-5 中的培养条件培养。

**7. 菌落计数**　根据平皿中菌落的生长个数乘以供试液的稀释级，根据菌数报告规则报告。

**8. 结果判断**　阴性对照管不得有菌生长，否则，试验无效。根据结果判断规则进行报告。

### （二）薄膜过滤法

**1. 供试品的制备**　按照 2020 年版《中国药典》规定的检验数量进行抽样，取相当于每张滤膜含 1g、1ml 或 10cm² 的供试品，若含菌较多也可采用适宜稀释级的供试液。

**2. 装膜**　取孔径不大于 0.45μm，直径一般为 50mm 的滤膜，装入菌膜过滤器，保证滤膜在过滤前后的完整性。

**3. 润膜**　先用少量的冲洗液（pH 7.0 无菌氯化钠 – 蛋白胨缓冲液）润湿滤膜，打开真空阀过滤。

**4. 样品过滤**　取适量上述混匀后的供试品，并加入适量冲洗液打开真空阀过滤。

**5. 冲洗**　用 100ml 冲洗液冲洗滤膜不少于三次，总冲洗量不得超过 1000ml，以避免滤膜上的微生物受损伤。

**6. 贴膜**　拆开菌膜过滤器，用镊子轻轻取出滤膜，菌面朝上贴在琼脂培养基上。

**7. 培养**　按照表 3 – 5 中的培养条件培养，每张菌膜菌落数不应超过 100cfu。

**8. 菌落计数**　根据滤膜菌落的生长个数乘以供试液的稀释级，根据菌数报告规则报告。

**9. 阴性对照**　取相应稀释液、冲洗液过滤，接种培养基后培养，作为阴性对照。阴性对照不得有菌生长。

**10. 结果判断**　阴性对照管不得有菌生长，否则，试验无效。根据结果判断规则进行报告。

（三）注意事项

1. 所用操作应在无菌环境下进行，操作所用器皿应提前灭菌。

2. 菌落蔓延生长成片的平板不易计数。

## 实训七　薄膜过滤法检查重组人胰岛素中需氧菌的总数

### 一、材料与器材

1. 供试品 10g。

2. 胰酪大豆胨琼脂培养基、pH 7.0 无菌氯化钠 – 蛋白胨缓冲液等。

3. 无菌操作台、镊子、薄膜过滤器、支架、移液枪。

### 二、实训步骤

**1. 应知**　微生计数法——薄膜过滤法的操作步骤，并能使用薄膜过滤器进行操作。

**2. 应会**

操作记录表

| 序号 | 步骤 | 操作内容 |
|---|---|---|
| 1 | 供试品的制备 | 按照 2020 年版《中国药典》规定的检验数量进行抽样，取供试品 10g 或根据药典要求称取适量，用____ml pH 7.0 无菌氯化钠 – 蛋白胨缓冲液溶解，混匀 |

续表

| 序号 | 步骤 | 操作内容 | |
|---|---|---|---|
| 2 | 装膜 | 将装有滤膜的薄膜过滤器安装在带有真空装置的支架上 | |
| 3 | 润膜 | 薄膜过滤器中倒入 pH 7.0 无菌氯化钠 – 蛋白胨缓冲液 50ml，打开真空阀润洗薄膜，润洗____次 | |
| 4 | 样品过膜 | 将适量 pH 7.0 无菌氯化钠 – 蛋白胨缓冲液倒入薄膜过滤器，移取____供试品溶液至缓冲溶液中，打开真空阀过滤样品 | |
| 5 | 冲洗 | 将约 100ml pH 7.0 无菌氯化钠 – 蛋白胨缓冲液倒入薄膜过滤其中，打开真空阀冲洗薄膜，冲洗不少于 ____次 | |
| 6 | 贴膜 | 用镊子轻轻取出过滤膜，菌面____贴于胰酪大豆胨琼脂培养基中心 | |
| 7 | 阴性对照 | 取相应稀释液过滤、冲洗，作为阴性对照 | |
| 8 | 培养 | 将贴有薄膜的平板倒置放入培养箱中，30~35℃培养 ____天 | |
| 9 | 结果判断 | 若薄膜上有菌落生长，将菌落计数，以相当于 ____g 供试品的菌落数报告菌数 | |

## 目标检测

### 一、选择题

1. 微生物计数检查时（    ），检查结果才成立。（多选题）

   A. 阳性对照应生长　　　　　　　　B. 阴性对照应不生长

   C. 阳性对照应不生长　　　　　　　D. 阴性对照应生长

2. 菌落计数法中，当只有一个稀释度的平均菌落数为 30~300，则细菌总数为（    ）。

   A. 该平均菌落数乘以稀释倍数

   B. 稀释度最高的平均菌落数乘以稀释倍数

   C. 稀释度最低的平均菌落数乘以稀释倍数

   D. 相邻两个稀释度的平均菌落数乘以稀释倍数

3. 细菌计数检查时（　　　）。

    A. 在超净台操作　　　　　　　　　　B. 在阳性对照室操作

    C. 严格无菌操作　　　　　　　　　　D. 在普通实验室操作

4. 片剂微生物计数检查时，检查细菌用（　　　）。

    A. 胰酪大豆胨琼脂培养基　　　　　　B. 沙氏葡萄糖琼脂培养基

    C. 肉汤琼脂培养基　　　　　　　　　D. 硫乙醇培养基

5. 药物中总菌数检查的是（　　　）。

    A. 药物中所有细菌的总数　　　　　　B. 药物中细菌总数的近似值

    C. 药物中所有微生物的总数　　　　　D. 药物中所有微生物的近似值

6. 口服液中的细菌总数检查时细菌计数时间应（　　　）。

    A. 培养 24 小时计数

    B. 培养 48 小时计数

    C. 24 小时和 48 小时分别计数，以 24 小时为准

    D. 24 小时和 48 小时分别计数，以 48 小时为准

7. 片剂微生物总数检查时，检查霉菌用（　　　）。

    A. 胰酪大豆胨琼脂培养基　　　　　　B. 沙氏葡萄糖琼脂培养基

    C. 肉汤琼脂培养基　　　　　　　　　D. 硫乙醇培养基

8. 片剂微生物总数检查时，检查酵母菌用（　　　）。

    A. 胰酪大豆胨琼脂培养基　　　　　　B. 沙氏葡萄糖琼脂培养基

    C. 肉汤琼脂培养基　　　　　　　　　D. 硫乙醇培养基

9. 固体培养基的灭菌温度和时间是（　　　）。

    A. 100℃，保持 30 分钟　　　　　　　B. 100℃，保持 15～16 秒

    C. 115℃，保持 30 分钟　　　　　　　D. 115℃，保持 15 秒

10. 水中细菌总数的检查方法为（　　　）。

    A. 电子计数器计数　　　　　　　　　B. 颜色改变电位法

    C. 测定细胞的总氮量　　　　　　　　D. 平板菌落计数法

二、思考题

1. 在《中国药典》（2020 年版）中微生物计数法包括几种方法，简单描述这几种方法。

2. 简述薄膜过滤法的主要操作步骤。

3. 为什么需氧菌总数测定宜选取平均菌落数小于 300cfu 的稀释级，而霉菌和酵母菌总数测定宜选取平均菌落数小于 100cfu 的稀释级，作为报告的依据？

4. 微生物计数法测定时，为什么要做阴性对照实验？

书网融合……

ｅ微课　　　　　　　　划重点　　　　　　　　自测题

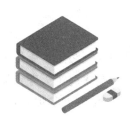

# ▶▶ 项目四　控制菌检查法

**学习目标**

**知识要求**

1. **掌握**　控制菌检查的常用方法。
2. **熟悉**　控制菌检查法的原理。
3. **了解**　控制菌检查法的目的。

**能力要求**

1. 学会增菌、分离纯化及鉴别控制菌的方法。
2. 能够根据《中国药典》进行药品的控制菌检查。
3. 能够正确取样和处理样品。

**情感要求**

1. 增强学生对疾病的防范意识。
2. 培养学生自我学习的能力。
3. 培养建立并执行标准的能力。

📋 **岗位情景模拟**

**情景描述**　某药业生产的一批口服液，根据药典要求需要进行控制菌检查，要求照非无菌产品微生物限度检查法中的控制菌检查法（通则1106）进行检查。

**讨论**　1. 控制菌检查都包括什么？

　　　　2. 控制菌检查的一般程序是什么？

📖 **任务一　控制菌基础知识**

PPT

控制菌检查法系用于在规定的试验条件下，检查供试品中是否存在特定的微生物。供试品检出控制菌或其他致病菌时，按一次检出结果为准，不再复试。

如果供试品具有抗菌活性，应尽可能去除或中和。供试品检查时，若使用了中和剂或灭活剂，应确认有效性及对微生物无毒性。供试液制备时如果使用了表面活性剂，应确认其对微生物无毒性以及与所使用中和剂或灭活剂的相容性。

供试品控制菌检查中所使用的培养基应进行适应性检查。供试品的控制菌检查方法应进行方法适用性试验，以确认所采用的方法适合于该产品的控制菌检查。若检验程序或产品发生变化可能影响检验结果时，控制菌检查方法应重新进行适用性试验。

（1）阳性对照试验　方法同供试品的控制菌检查，对照菌的加量应不大于100cfu。阳性对照试验应检出相应的控制菌。

（2）阴性对照试验　以稀释剂代替供试液照相应控制菌检查法检查，阴性对照试验应无菌生长。如果阴性对照有菌生长，应进行偏差调查。

PPT

# 任务二　药品中大肠埃希菌的检定方法

　　大肠埃希菌是肠杆菌科埃希菌属细菌，是人和温血动物体内的常住菌，在肠道中可合成 B 族维生素和维生素 K。但也有些菌株可感染人和动物，引起腹泻、化脓和败血症。本菌随粪便排出体外，污染环境。药品受到粪便污染，则有可能带来肠道致病菌或寄生虫卵等病原体。药品中检出大肠埃希菌表明该药品已受到粪便污染，服用后有可能被病原体感染。因此，大肠埃希菌被列为粪便污染指示菌，是非规定灭菌口服药品的常规必检项目。眼部给药制剂、鼻及呼吸道给药制剂也不得检出大肠埃希菌。大肠埃希菌的检查程序如图 4-1 所示。

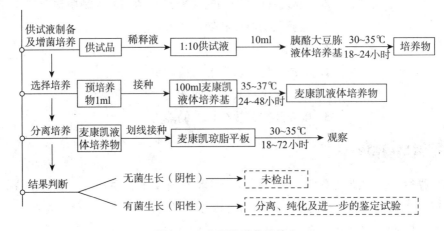

**图 4-1　大肠埃希菌的检查**

## 一、取样及样品处理　微课

　　**1. 检验量**　即一次试验所用的供试品量（g、ml 或 cm²）。一般应随机抽取不少于 2 个最小包装的供试品，混合，取规定量供试品进行检验。除另有规定外，一般供试品的检验量为 10g 或 10ml；膜剂、贴剂和贴膏剂为 100cm²。检验时，应从 2 个以上最小包装单位中抽取供试品，大蜜丸还不得少于 4 丸，膜剂、贴剂和贴膏剂还不得少于 4 片。贵重药品、微量包装药品的检验量可以酌减。若供试品处方中每一剂量单位（如片剂、胶囊剂）活性物质含量小于或等于 1mg，或每 1g 或每 1ml（指制剂）活性物质含量低于 1mg 时，检验量应不少于 10 个剂量单位或 10g 或 10ml 供试品。

　　**2. 样品处理**　根据供试品的理化特性与生物学特性，采取适宜的方法制备供试液。供试液制备若需加温时，应均匀加热，且温度不应超过 45℃。供试液从制备至加入检验用培养基，不得超过 1 小时。常用的供试液制备方法如下。

　　（1）水溶性供试品　取供试品，用 pH 7.0 无菌氯化钠-蛋白胨缓冲液，或 pH 7.2 磷酸盐缓冲液，或胰酪大豆胨液体培养基溶解或稀释制成 1∶10 供试液。若需要，调节供试液 pH 至 6 ~ 8。必要时，用同一稀释液将供试液进一步 10 倍系列稀释。水溶性液体制剂也可用混合的供试品原液作为供试液。

（2）油脂类供试品　取供试品，加入无菌十四烷酸异丙酯使溶解，或与最少量并能使供试品乳化的无菌聚山梨酯 80 或其他无抑菌性的无菌表面活性剂充分混匀。表面活性剂的温度一般不超过 40℃（特殊情况下，最多不超过 45℃），小心混合，若需要可在水浴中进行，然后加入预热的稀释液使成 1：10 供试液，保温，混合，并在最短时间内形成乳状液。必要时，用稀释液或含上述表面活性剂的稀释液进一步 10 倍系列稀释。

（3）膜剂供试品　取供试品，剪碎，加 pH 7.0 无菌氯化钠 - 蛋白胨缓冲液，或 pH 7.2 磷酸盐缓冲液，或胰酪大豆胨液体培养基，浸泡，振摇，制成 1：10 供试液。若需要，调节供试液 pH 至 6 ~ 8。必要时，用同一稀释液将供试液进一步 10 倍系列稀释。

（4）肠溶及结肠溶制剂供试品　取供试品，加入 pH 6.8 无菌磷酸盐缓冲液（用于肠溶制剂）或 pH 7.6 无菌磷酸盐缓冲液（用于结肠溶制剂），置 45℃水浴中，振摇，使溶解，制成 1：10 的供试液。必要时，用同一稀释液将供试液进一步 10 倍系列稀释。

（5）气雾剂供试品　取供试品，置 -20℃或其他适宜温度冷冻约 1 小时，取出，迅速消毒供试品开启部位或阀门。正置容器，用无菌钢锥或针样设备在与阀门结构相匹配的适宜位置钻一小孔，供试品各容器的钻孔大小和深度应尽量保持一致，拔出钢锥时应无明显抛射剂抛出，轻轻转动容器，使抛射剂缓缓释出。亦可采用专用设备释出抛射剂。释放抛射剂后再无菌开启容器，并将供试品转移至无菌容器中混合，必要时用冲洗液冲洗容器内壁。供试品亦可采用其他适宜的方法取出，然后取样检查。

（6）贴剂、贴膏剂供试品　取供试品，去掉防粘层，将粘贴面朝上放置在无菌玻璃或塑料器皿上，在粘贴面上覆盖一层适宜的无菌多孔材料（如无菌纱布），避免供试品粘贴在一起。将处理后的供试品放入盛有适宜体积并含有表面活性剂（如聚山梨酯 80 或卵磷脂）稀释液的容器中，振荡至少 30 分钟。必要时，用同一稀释液将供试液进一步 10 倍系列稀释。

## 二、增菌培养

取供试品，制成 1：10 供试液。相当于 1g 或 1ml 供试品的供试液，接种至适宜体积（经方法适用性试验确定）的胰酪大豆胨液体培养基中，混匀，30 ~ 35℃培养 18 ~ 24 小时。同时取 10 ~ 100cfu 大肠埃希菌接种于胰酪大豆胨液体培养基中培养，作为阳性对照组。

胰酪大豆胨液体培养基：照无菌检查法（通则 1101）制备。

## 三、分离与纯培养

取上述培养物 1ml 接种至 100ml 麦康凯液体培养基中，35 ~ 37℃培养 24 ~ 48 小时。

取麦康凯液体培养物划线接种于麦康凯琼脂培养基平板上，30～35℃培养18～72小时。

## 四、形态检查与鉴别培养基制备

**1. 形态检查**　在麦康凯琼脂培养基平板上，大肠埃希菌菌落呈桃红、微红或中心桃红，扁平，圆形，光滑湿润。由于药物的影响，在麦康凯琼脂平板上的菌落色泽、质地、形态可能有改变，故应挑取多个菌落进行鉴定，切勿遗漏。

**2. 鉴别培养基制备**　若麦康凯琼脂培养基平板上有菌落生长，应进行适宜的鉴定试验。

你知道吗

　　根据微生物的代谢特点，在培养基中加入某种特殊化学物质，与微生物的某种代谢产物发生特定的化学反应，产生明显的特征性变化，由此将不同微生物加以区别的培养基称为鉴别培养基。

　　如曙红亚甲蓝培养基就是一种鉴别培养基，曙红钠和亚甲蓝是抑菌剂和 pH 指示剂，可抑制革兰阳性菌在酸性条件下产生沉淀，形成紫黑色菌落或具黑色中心的外围无色透明的菌落。

　　大肠埃希菌在曙红亚甲蓝琼脂培养基上的菌落形态特征为紫黑色、浅紫色、蓝紫色或粉红色，菌落中心呈深紫色或无明显暗色中心，圆形，稍凸起，边缘整齐，表面光滑，湿润，常有金属光泽。

曙红亚甲蓝琼脂培养基（EMB）

| | | | |
|---|---|---|---|
| 营养琼脂培养基 | 100ml | 曙红钠指示液 | 2ml |
| 20% 乳糖溶液 | 5ml | 亚甲蓝指示液 | 1.3～1.6ml |

取营养琼脂培养基，加热溶化后，冷至60℃，按无菌操作加入灭菌的其他3种溶液，摇匀，倾注平皿。

## 五、生化鉴定与结果判断

**1. 生化鉴定**

（1）MUG-Indole 试验　取已培养18～24小时的麦康凯液体培养液（样品管、阳性管、阴性管）各0.2ml，分别接种至5ml MUG 培养基管内培养，分别在5小时和24小时在366nm 紫外光下观察。同时取未接种的 MUG 培养基管作为本底对照。若管内培养物呈现荧光，为 MUG 阳性；不呈现荧光，为 MUG 阴性。然后沿管壁加数滴靛基质（I）试液，液面呈玫瑰红色，为靛基质阳性；呈试剂本色，为靛基质阴性。本底对照应为 MUG 阴性和靛基质阴性。阳性管应为 MUG 阳性和靛基质阳性；否则，试验失败。

（2）甲基红试验（M）　取可疑菌落接种于磷酸盐葡萄糖胨水培养基内，在37℃培养（48±2）小时，在1ml培养液中加入1滴甲基红试剂，立即观察结果。阳性反应呈鲜红色或橘红色，阴性反应呈黄色。

（3）乙酰甲基甲醇生成试验（V-P） 取可疑菌落接种于磷酸盐葡萄糖胨水培养基内，在37℃培养（48±2）小时，在2ml培养液中加入α-萘酚乙醇液1ml，混匀，再加入40%的氢氧化钾溶液0.4ml后观察结果。阳性反应，培养液应在加入试剂后的4小时内呈红色；无红色为阴性反应。

（4）枸橼酸盐利用试验（C） 取可疑菌落接种于枸橼酸盐斜面培养基上，37℃培养（48±2）小时，观察结果。阳性反应，斜面有菌生长，培养基由绿色变为蓝色；阴性反应，斜面无菌生长，培养基仍是绿色。

**2. 结果判断**

（1）若麦康凯琼脂培养基平板上没有菌落生长，或虽有菌落生长但鉴定结果为阴性，判供试品未检出大肠埃希菌。

（2）若麦康凯琼脂培养基平板上有菌落生长，生化鉴定试验中，若样品液MUG阳性，靛基质阳性，报告1g或1ml供试品检出大肠埃希菌；MUG阴性，靛基质阴性，报告1g或1ml供试品未检出大肠埃希菌。若MUG阳性、靛基质阴性，IMViC试验为－＋－－，报告1g或1ml供试品检出大肠埃希菌；若MUG阴性、靛基质阳性，IMViC试验为＋＋－－，报告1g或1ml供试品检出大肠埃希菌。结果判断见表4-1。

表 4 - 1 结果判断

| MUG-I | 曙红亚甲蓝琼脂 | 靛基质 | 甲基红（M） | V-P | 枸橼酸（C） | 结果 |
|---|---|---|---|---|---|---|
| ＋ ＋ | | | | | | 检出大肠杆菌 |
| － － | | | | | | 未检出大肠杆菌 |
| ＋ － | 无菌生长 | | | | | 未检出大肠杆菌 |
| ＋ － 或 － ＋ | 有菌生长 | － | ＋ | － | － | 检出大肠杆菌 |
| ＋ － 或 － ＋ | 有菌生长 | ＋ | ＋ | － | － | 检出大肠杆菌 |

## 任务三 药品中金黄色葡萄球菌的检定方法

PPT

金黄色葡萄球菌（*Staphylococcus aureus*）是人类的一种重要病原菌，隶属于葡萄球菌属（*Staphylococcus*），有"嗜肉菌"的别称，是革兰阳性菌的代表，可引起许多严重感染。本菌在自然界分布甚广，空气、土壤、水和日常用具，以及人的皮肤、鼻咽腔、痰液、毛囊等处常可发现，故在生产各环节中极易污染药品。本菌是葡萄球菌中致病力最强的一种，能引起局部及全身化脓性炎症，严重时可导致败血症。外用药品及一般滴眼剂、眼膏剂、软膏剂等规定不得检出金黄色葡萄球菌。金黄色葡萄球菌的检查如图4-2所示。

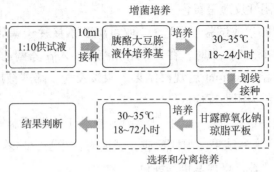

图 4 – 2　金黄色葡萄球菌的检查

## 一、取样及样品处理

从 2 个以上最小包装单位开启并称（吸或截）取供试品 10g、10ml 或 50cm² 至适宜的灭菌容器内，加 pH 7.0 无菌氯化钠 – 蛋白胨缓冲液至 100ml，混匀。对不易分散的供试品用匀浆仪以 3000r/min 离心 2 ~ 4 分钟或其他有效方法匀浆使之充分分散混匀；对非水溶性油剂或乳膏，可先加入适量的无菌聚山梨酯 80 使之助溶混匀，然后再补足 pH 7.0 无菌氯化钠 – 蛋白胨缓冲液；对含凡士林基质的眼膏，加无菌十四烷酸异丙酯溶解以薄膜过滤或以水相稀释液萃取；对软、乳膏剂用司盘 80、单硬脂酸甘油酯、聚山梨酯 80 的混合物溶解，具体操作详见任务一中供试液的制备。

当供试品含有抑菌成分并影响到待检菌检出时，须对供试品采用稀释、中和、薄膜过滤或离心沉淀等法以消除供试品中抑菌活性成分，所用方法须经过验证试验确定。

## 二、增菌培养

取供试品，制成 1：10 供试液。取相当于 1g 或 1ml 供试品的供试液，接种至适宜体积（经方法适用性试验确定）的胰酪大豆胨液体培养基中，混匀，30 ~ 35℃ 培养 18 ~ 24 小时。同时取 10 ~ 100cfu 金黄色葡萄球菌接种于胰酪大豆胨液体培养基中培养，作为阳性对照组。

## 三、分离与纯培养

将上述增菌液摇匀，以接种环蘸取培养物 1 ~ 2 环划线接种在甘露醇氯化钠琼脂平板，30 ~ 35℃ 培养 18 ~ 72 小时。甘露醇氯化钠琼脂培养基中含甘露醇酚红指示剂，金黄色葡萄球菌能分解甘露醇产酸而使酚红变色，故在培养基上生长的菌落周围呈黄色环带，生长菌落较多时则使培养基整片显黄色，而未长菌者外周为浅红色，故具有鉴别作用。培养基中的高浓度氯化钠有抑制杂菌生长作用。

当供试液分离平板上生长与金黄色葡萄球菌特征相似或疑似菌落时，应选取 2 ~ 3 个以上菌落，分别用接种针轻轻蘸取菌落表面中心培养物，分别接种于营养琼脂斜面，36℃ ±1℃ 培养 18 ~ 24 小时，可见沿接种线生长的浅黄色菌苔，取此培养物作血浆凝固酶试验和革兰染色。

#### 四、形态检查与鉴别培养基制备

**1. 形态检查**　金黄色葡萄球菌在不同分离培养基平板菌落形态、特性、原理及应用各不相同，详见表4-2。

表4-2　金黄色葡萄球菌在分离培养基上的菌落特征

| 培养基 | 菌落形态特征 | 应用 |
| --- | --- | --- |
| 血琼脂 | 37℃培养18~24小时，金黄色或橙色圆形凸起菌落，直径为2~4mm，少数较大菌落直径可达6~8mm，菌落光滑湿润，边缘整齐。因可产生溶血素，菌落周围可产生因红细胞溶解后的完全透明的溶血环 | 金黄色葡萄球菌常规分离、纯化、鉴别 |
| 卵黄氯化钠琼脂 | 37℃培养18~24小时，金黄色圆形凸起菌落，直径为1~2mm，边缘整齐，光滑湿润。因可产生卵磷脂酶，菌落周围形成成分解卵磷脂后产生的乳浊圈 | 高盐培养基，用于药品检验中金黄色葡萄球菌分离、纯化、鉴别 |
| 甘露醇氯化钠琼脂 | 37℃培养18~24小时，金黄色圆形凸起小菌落，直径为0.7~1mm，边缘整齐，光滑湿润。因可发酵甘露醇，菌落周围有黄色环带 | |
| Baird-parker | 37℃培养18~24小时，圆形凸起菌落，直径为1~2mm，边缘整齐，光滑湿润，因培养基中所含亚碲酸钾被金黄色葡萄球菌还原成金属碲，故菌落中部呈黑色，有灰白色边缘。由于培养基中所含卵磷脂被分解，而使菌落围以乳浊圈，其外层还有一透明带 | 食品检验中用于金黄色葡萄球菌分离、纯化、鉴别。培养基中所含氯化锂可抑制革兰阴性菌生长，所含的亚碲酸钾和甘氨酸共同作用可抑制其他革兰阳性菌生长 |

**2. 鉴别培养基制备**　甘露醇氯化钠琼脂培养基如下。

| | | | |
| --- | --- | --- | --- |
| 胰酪胨 | 5.0g | 氯化钠 | 75.0g |
| 动物组织胃蛋白 | | 酚红 | 25mg |
| 酶水解物 | 5.0g | 琼脂 | 15.7g |
| 牛肉浸出粉 | 1.0g | 水 | 1000ml |
| D-甘露醇 | 10.0g | | |

除甘露醇、酚红、琼脂外，取上述成分，混合，微温溶解，调节pH使灭菌后在25℃的pH为7.4±0.2，加热并振摇，加入甘露醇、酚红、琼脂，煮沸1分钟，分装，灭菌。

#### 五、生化鉴定与结果判断

**1. 生化鉴定**　血浆凝固酶试验：试管法取无菌小试管（10mm×10mm）3支，各加入新鲜兔血浆和0.9%无菌氯化钠1∶1稀释液0.5ml，1支加入供试液纯培养物的菌悬液（或营养肉汤培养液）0.5ml，其余2支作对照管，1支加入营养肉汤或0.9%无菌氯化钠液0.5ml作阴性对照，一支加入金黄色葡萄球菌菌悬液（或营养肉汤培养液）0.5ml作阳性对照。三管同时置36℃±1℃水浴或培养箱中，3小时后开始检查，以后每隔适当时间观察1次直至24小时，检查时轻轻将试管倾斜，不要动作过快，仔细观察，阴性对照管应流动自如，阳性对照管呈凝固状，供试品管呈凝固状者为阳性反应，不凝固者为阴性反应。阳性对照和阴性对照管任一管不符合要求时，应另制备血浆重新试验。

**2. 结果判断**

（1）供试品分离菌革兰染色镜检呈阳性球菌，血浆凝固酶试验呈阳性反应，报告 1g、1ml 或 10cm² 供试品检出金黄色葡萄球菌。

（2）革兰染色镜检不是革兰阳性球菌或血浆凝固酶试验呈阴性反应，报告 1g、1ml 或 10cm² 供试品未检出金黄色葡萄球菌。

PPT

## 任务四　药品中沙门菌的检定方法

沙门菌（*Salmonella a pecies*）为肠杆菌科沙门菌属细菌，广泛分布于自然界，是人畜共患的肠道病原菌，常引起伤害、肠炎、肠热症和食物中毒，危害人类健康。沙门菌可通过人、畜、禽的粪便或带菌者直接或间接地污染药品原料、辅料及生产的各个环节，特别是以动物、脏器为来源的药物，污染概率更高。沙门菌的检查如图 4 - 3 所示。

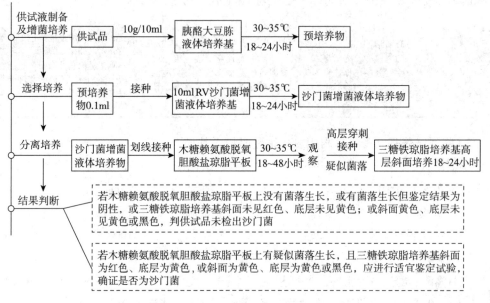

图 4 - 3　沙门菌的检查

### 一、取样及样品处理

取 10g 或 10ml 供试品直接或处理后接种至适宜体积（经方法适用性试验确定）的胰酪大豆胨液体培养基中，混匀，30 ~ 35℃培养 18 ~ 24 小时。

### 二、增菌培养

取上述培养物 0.1ml 接种至 10ml RV 沙门菌增菌液体培养基中，30 ~ 35℃培养 18 ~ 24 小时。

### 三、分离与纯培养

取少量 RV 沙门菌增菌液体培养物划线接种于木糖赖氨酸脱氧胆酸盐琼脂培养基平板上，30～35℃培养 18～48 小时。

### 四、形态检查与鉴别培养基制备

**1. 形态检查**　沙门菌在木糖赖氨酸脱氧胆酸盐琼脂培养基平板上生长良好，菌落为淡红色或无色、透明或半透明，中心有或无黑色。

**2. 鉴别培养基制备**　木糖赖氨酸脱氧胆酸盐琼脂培养基如下。

| | | | | | |
|---|---|---|---|---|---|
| 酵母浸出粉 | 3.0g | 氯化钠 | 5.0g | L-赖氨酸 | 5.0g |
| 硫代硫酸钠 | 6.0g | 木糖 | 3.0g | 枸橼酸铁铵 | 5.0g |
| 乳糖 | 7.0g | 酚红 | 80mg | 蔗糖 | 7.0g |
| 琼脂 | 13.0g | 脱氧胆酸钠 | 5.0g | 水 | 1000ml |

除三种糖、酚红、琼脂外，取上述成分，混合，微温溶解，调节 pH 使加热后在 25℃的 pH 为 7.4±0.2，加入三种糖、酚红、琼脂，加热至沸腾，冷至 50℃倾注平皿（不能在高压灭菌器中加热）。

### 五、生化鉴定与结果判断

**1. 生化鉴定**

（1）初步鉴定试验　用接种针挑选疑似菌落于三糖铁琼脂培养基高层斜面上进行斜面和高层穿刺接种，培养 18～24 小时，或采用以下方法进一步鉴定。

（2）靛基质试验　照大肠埃希菌项下操作并判断结果。

（3）脲酶试验　取疑似菌落接种于脲琼脂培养基斜面，培养 24 小时观察结果。斜面变为红色为阳性，不变色为阴性。

（4）氰化钾试验　取疑似菌株培养液，分别用接种环蘸取培养液 1 环，接种至氰化钾培养基及不含氰化钾的基础培养基（对照管）各 1 管，接种后立即塞紧橡胶塞，置 30～35℃培养 24～48 小时，对照管内应有菌生长，试验管有菌生长者为阳性，试验管无菌生长者为阴性。

（5）赖氨酸脱羧酶试验　用接种环蘸取疑似菌落分别接种于赖氨酸脱羧酶培养基及不含赖氨酸脱羧酶的基础培养基（对照管），置 30～35℃培养 24～48 小时，观察结果。对照管应为黄色，试验管呈紫色为阳性（赖氨酸脱羧产碱），试验管呈黄色为阴性。

（6）动力检查　用接种针蘸取疑似菌落穿刺接种于半固体营养琼脂培养基中，培养 24 小时，细菌沿穿刺外周扩散生长，为动力阳性，否则为阴性。阴性培养物应在室温保留 2～3 天后，再判断。

（7）血清凝集试验　在洁净载玻片一端，以白金耳蘸取沙门菌属 A～F"O"多价血清 2～3 环，再取疑似菌落少许，与血清混合，将玻片前后侧动，对出现凝集现象待检菌培养物，应以 0.9%无菌氯化钠溶液与同株培养物作对照试验，对照试验无凝集现象时，方可判为血清凝集阳性。有时反应迟缓，需将玻片与湿棉球置平皿内，约过 20 分钟，再观察。仍未出现凝集时，应取疑似菌落，置含少量 0.9% 无菌氯化钠溶液的试管中，制成浓菌悬液，在 100℃ 水浴中保温 30 分钟，待冷，再做凝集试验。如出现凝集，应判为阳性，否则为阴性。

**2. 结果判断** 若木糖赖氨酸脱氧胆酸盐琼脂培养基平板上有疑似菌落生长，且三糖铁琼脂培养基的斜面为红色、底层为黄色，或斜面为黄色、底层黄色或黑色，靛基质阴性，脲酶阴性，氰化钾阴性，赖氨酸脱羧酶阳性，动力阳性，A~F "O" 多价血清凝集试验阳性，判供试品检出沙门菌。如果平板上没有菌落生长，或虽有菌落生长但鉴定结果为阴性，或三糖铁琼脂培养基的斜面未见红色、底层未见黄色；或斜面黄色、底层未见黄色或黑色，判供试品未检出沙门菌。

>
> **请你想一想**
>
> 若木糖赖氨酸脱氧胆酸盐琼脂培养基平板上有疑似菌落生长，且三糖铁琼脂培养基的斜面为红色、底层为黄色，或斜面为黄色、底层为黄色或黑色，可以判定供试品检出沙门菌吗？

## 任务五　药品中铜绿假单胞菌的检定方法

PPT

铜绿假单胞菌（*P. Aeruginosa*）为假单胞菌属细菌，又称绿脓杆菌。本菌对人类有致病力，并对许多药物具有天然的耐药性。烧伤、烫伤、眼科疾患和其他外伤，常因铜绿假单胞菌引起继发感染，是常见的化脓性感染菌，可造成眼角膜溃疡、失明，引起败血症等严重疾患。本菌在自然界分布广泛，土壤、空气、水及人和动物的皮肤、肠道、呼吸道均有存在，故可通过生产的各个环节污染药品。因此，一般眼科用制剂和外用药品，规定不得检出铜绿假单胞菌。铜绿假单胞菌的检查如图 4-4 所示。

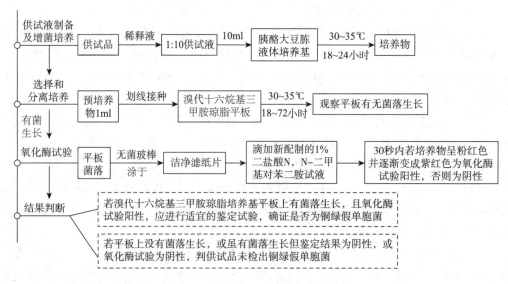

图 4-4　铜绿假单胞菌的检查

## 一、取样及样品处理

取供试品，制成 1：10 供试液。

## 二、增菌培养

取相当于 1g 或 1ml 供试品的供试液，接种至适宜体积（经方法适用性试验确定的）的胰酪大豆胨液体培养基中，混匀，30～35℃培养 18～24 小时。

## 三、分离与纯培养

取上述培养物划线接种于溴代十六烷基三甲铵琼脂培养基（CTB）平板上，30～35℃培养 18～72 小时。

## 四、形态检查与鉴别培养基制备

**1. 形态检查** 铜绿假单胞菌在溴代十六烷基三甲铵琼脂培养基平板上的典型菌落为扁平、圆形或无定形，边缘不齐，光滑湿润，呈灰白色。周边略呈扩散现象，在菌落相邻处常有融合现象。菌落周围常有水溶性蓝绿色素扩散，使培养基呈现蓝绿色。药品中分离出的菌株有时不典型。在鉴别培养基 CTB 上，呈灰色、淡红色，有的菌株的菌落无色素产生等，菌落形态也不典型，有时出现圆形、光滑、边缘整齐、干燥、大小一致等，但这些非典型菌落挑选后，经生化试验证实为铜绿假单胞菌。因此在药品检验中应注意非典型菌落的挑选，防止漏检。

**2. 鉴别培养基制备** 溴代十六烷基三甲铵琼脂培养基如下。

| 明胶胰酶水解物 | 20.0g | 溴代十六烷基 | |
| 氯化镁 | 1.4g | 三甲铵 | 0.3g |
| 硫酸钾 | 10.0g | 琼脂 | 13.6g |
| 甘油 | 10ml | 水 | 1000ml |

除琼脂外，取上述成分，混合，微温溶解，调节 pH 使灭菌后在 25℃的 pH 为 7.4±0.2，加入琼脂，加热煮沸 1 分钟，分装，灭菌。

## 五、生化鉴定与结果判断

**1. 生化鉴定**

（1）氧化酶试验 将洁净滤纸片置于平皿内，用无菌玻棒取上述平板上生长的菌落涂于滤纸片上，滴加新配制的 1%二盐酸 - N，N - 二甲基对苯二胺试液，在 30 秒内若培养物呈粉红色并逐渐变为紫红色为氧化酶试验阳性，否则为阴性。

（2）绿脓菌素试验 取疑似菌落，接种于绿脓菌素测定用培养基斜面上，置 36℃±1℃培养 24 小时后，在试管内加三氯甲烷 3～5ml，搅碎培养基并充分振摇，使培养物中的色素提取在三氯甲烷液内。静置片刻，将三氯甲烷移至另 1 试管中，加入 1mol/L 盐酸试液约 1ml，振摇后，静置片刻，如在盐酸液层内出现粉红色，即为绿脓菌素阳性，试验同时应做阴性对照。

当阴性对照试验呈阴性时，并为革兰阴性杆菌、氧化酶试验阳性及绿脓菌素阳性，可做出检出铜绿假单胞菌的报告。

绿脓菌素阴性的培养物，应继续做以下试验。

（3）硝酸盐还原产气试验　以接种环蘸取疑似菌落，接种于硝酸盐胨水培养基中，置 36℃ ±1℃ 培养 24 小时，观察结果。如在培养基的小导管中有气体产生，即为阳性，表明该菌能还原硝酸盐，并将亚硝酸盐分解产生氮气。

（4）42℃ 生长试验　用接种环蘸取疑似菌落，接种于 0.9% 无菌氯化钠溶液中，制成菌悬液，再取菌悬液接种于营养琼脂培养基斜面，立即置 41℃ ±1℃ 水浴中培养 24 ~ 48 小时，有菌苔生长者为阳性，否则为阴性。

（5）明胶液化试验　用接种针蘸取疑似菌落，穿刺接种于明胶培养基内，置 36℃ ±1℃ 培养 24 小时，取出置冰箱内 10 ~ 30 分钟，如培养基仍呈溶液状，即为明胶液化试验阳性；如凝固不溶者，为阴性反应。

**2. 结果判断**　若溴代十六烷基三甲铵琼脂培养基平板上没有菌落生长，或虽有菌落生长但鉴定结果为阴性，或氧化酶试验阴性，判供试品未检出铜绿假单胞菌。若溴代十六烷基三甲铵琼脂培养基平板上有菌落生长，且氧化酶试验阳性，应进行绿脓菌素试验，绿脓菌素阳性，判供试品检出铜绿假单胞菌；若绿脓菌素试验阴性，其硝酸盐还原产气试验、42℃ 生长试验及明胶液化试验均为阳性，应判为检出铜绿假单胞菌。

## 任务六　药品中白色念球菌的检定方法

PPT

白色念球菌（*Canidia albicans*）是念球菌的一种，而念球菌是霉菌的一种。白色念球菌通常存在于正常人口腔、上呼吸道、肠道及阴道中，一般在正常机体中数量少，不引起疾病，当机体免疫功能或一般防御力下降或正常菌群相互制约作用失调，则本菌会大量繁殖并改变生长形式（芽生菌丝相）侵入细胞引起疾病。白色念球菌的检查如图 4 - 5 所示。

### 一、取样及样品处理

取供试品，制成 1∶10 供试液。

### 二、增菌培养

取供试液 10ml（相当于 1g 或 1ml 供试品的供试液），接种至适宜体积（经方法适用性试验确定）的沙氏葡萄糖液体培养基中，混匀，30 ~ 35℃ 培养 3 ~ 5 天。

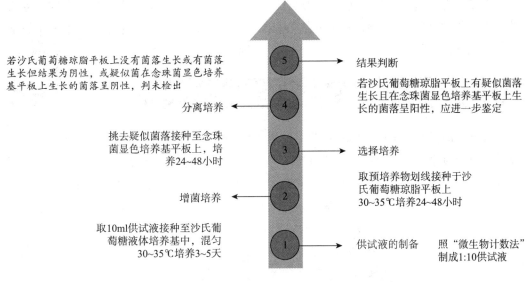

若沙氏葡萄糖琼脂平板上没有菌落生长或有菌落生长但结果为阴性，或疑似菌在念珠菌显色培养基平板上生长的菌落呈阴性，判未检出

⑤ → 结果判断

若沙氏葡萄糖琼脂平板上有疑似菌落生长且在念珠菌显色培养基平板上生长的菌落呈阳性，应进一步鉴定

分离培养 ← ④

挑去疑似菌落接种至念珠菌显色培养基平板上，培养24~48小时 ← ③ → 选择培养

取预培养物划线接种于沙氏葡萄糖琼脂平板上30~35℃培养24~48小时

增菌培养 ← ②

取10ml供试液接种至沙氏葡萄糖液体培养基中，混匀30~35℃培养3~5天 ← ① → 供试液的制备　照"微生物计数法"制成1:10供试液

图4-5　白色念球菌的检查

### 三、分离与纯培养

取上述预培养物划线接种于沙氏葡萄糖琼脂培养基平板上，30~35℃培养24~48小时。

### 四、形态检查与鉴别培养基制备

白色念球菌在沙氏葡萄糖琼脂培养基上生长的菌落呈乳白色，偶见淡黄色，表面光滑有浓酵母气味，培养时间稍久则菌落增大，颜色变深、质地变硬或有皱褶。

沙氏葡萄糖琼脂培养基：照无菌检查法（通则1101）制备。如使用含抗生素的沙氏葡萄糖琼脂培养基，应确认培养基中所加的抗生素量不影响供试品中霉菌和酵母菌的生长。

### 五、生化鉴定与结果判断

**1. 生化鉴定**　挑取疑似菌落接种至念球菌显色培养基平板上，培养24~48小时（必要时延长至72小时），若平板上无绿色或翠绿色的菌落生长，判供试品未检出白色念球菌。平板上生长的菌落为绿色或翠绿色，挑取相符或疑似的菌落接种于1%聚山梨酯80-玉米琼脂培养基上，培养24~48小时。

芽管试验：挑取1%聚山梨酯80-玉米琼脂培养基上的培养物，接种于加有一滴血清的载玻片上，盖上盖玻片，置湿润的平皿上，置35~37℃培养1~3小时，置显微镜下观察孢子上有否长出短小芽管。取培养物进行染色、镜检。

**2. 结果判断**　若沙氏葡萄糖琼脂培养基平板上有疑似菌落生长，且疑似菌在念球菌显色培养基平板上生长的菌落呈阳性反应，染色 G⁺，经芽管试验镜检见厚膜孢子、假菌丝、芽管，判供试品检出白色念球菌；若沙氏葡萄糖琼脂培养基平板上没有菌落生长，或虽有菌落生长但鉴定结果为阴性，或疑似菌在念球菌显色培养基平板上生长的菌落呈阴性反应，或念球菌显色培养基阳性反应但镜检非 G$^+$，芽管试验未见厚膜孢子、假菌丝、芽管，判供试品未检出白色念球菌。

## 任务七　药品中梭菌的检定方法

PPT

芽孢杆菌科的 1 属是能形成芽孢、厌氧生长的革兰染色阳性大杆菌。因芽孢常比菌体大，致使菌体呈梭状而得名，又称厌氧芽孢杆菌属。其广泛分布于自然界中，存在于土壤、人和动物肠道中，多数为非致病菌，少数为致病菌。梭菌的检查如图 4 - 6 所示。

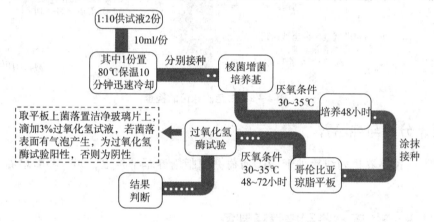

图 4 - 6　梭菌的检查

### 一、取样及样品处理

取供试品，制成 1∶10 供试液。

### 二、增菌培养

取相当于 1g 或 1ml 供试品的供试液 2 份，其中 1 份置 80℃保温 10 分钟后迅速冷却。将上述 2 份供试液分别接种至适宜体积（经方法适用性试验确定）的梭菌增菌培养基中，置厌氧条件下 30 ~ 35℃培养 48 小时。

### 三、分离与纯培养

取上述每一培养物少量，分别涂抹接种于哥伦比亚琼脂培养基平板上，置厌氧条件下 30 ~ 35℃培养 48 ~ 72 小时。

### 四、生化鉴定与结果判断

**1. 生化鉴定**　过氧化氢酶试验：取上述平板上生长的菌落，置洁净玻片上，滴加 3%过氧化氢试液，若菌落表面有气泡产生，为过氧化氢酶试验阳性，否则为阴性。

**2. 结果判断** 若哥伦比亚琼脂培养基平板上有厌氧杆菌生长（有或无芽孢），且过氧化氢酶反应阴性，应进一步进行适宜的鉴定试验，确证是否为梭菌；如果哥伦比亚琼脂培养基平板上没有厌氧杆菌生长，或虽有相符或疑似的菌落生长但鉴定结果为阴性，或过氧化氢酶反应阳性，判供试品未检出梭菌。

## 任务八 药品中螨的检定方法

PPT

螨是节肢动物的一类，体形微小，寄居在人或动物体上，吸血液，能染疾病。"疥虫"属于螨类。土壤中、水中（池沼、江河、湖泊和海水）、动植物体及贮藏食品、药品和药材中，都有它们的存在。

### 一、取样及样品处理

在各种剂型的供试品中，未规定用量的或非单剂量的大规格包装样品，如煎膏剂及酒剂等，一般每批抽验两瓶；以单剂量或一日剂量包装的样品，如大蜜丸或散剂等，每批抽取两盒，每盒检查 3~4 个最小包装单位；贵重或微量包装的供试品，取样量可酌减。必要时，可再次抽样，或选取有疑问的样品进行检查。

关于供试品的抽样量问题，由于剂型、品种、包装形式、规格、服用量等，都多样而复杂，因此，要具体规定哪个品种抽多少量是比较困难的。故只能做个大概的规定，应结合实际情况加以考虑。

### 二、活螨的检查

活螨的检查方法，一般分为直接法、漂浮法和分离法三种。

**（一）直接法**

使用器具有解剖针、发丝针、小毛笔、放大镜和显微镜等。

取供试品，先用肉眼观察，有无疑似活的白点或其他颜色的点状物，然后再根据操作者的视力程度采用 5、10、20 倍放大镜或实体显微镜检查，如有活螨，一般可直接检出。但由于螨体微小，容易造成错检或漏检。为了进一步确证，可用解剖针或发丝针（取长约 1.5cm 头发丝和一根长约 10cm 的小金属棒，以头发丝长度的一半紧贴在金属棒的一端，用少许的细棉线将其缠紧，然后黏上加拿大树脂或油漆，晾干，即得）或小毛笔挑取螨体，放在滴有一滴甘油水（甘油与水按 1∶4 混合而成，下同）的载玻片上，置显微镜下复核。由于甘油水不易挥发，而且黏性较大，活螨不易跑掉，便于长时间观察。观察时，应根据有关螨的特征进行仔细辨别，是不是螨，活螨还是死螨。活螨在甘油水中可见足肢游动；死螨则足肢僵直，不活动，干瘪而无光泽。

上述的解剖针、发丝针和小毛笔三种工具，各有用途。解剖针，除用于刺入药丸便于手持在放大镜下观察外，还可在漂浮法中挑取浮在液面上的螨体。但必须注意，解剖针的表面不宜过于光滑，而应具有一定的粗糙面，否则不易挑取那些表体光滑的活螨。发丝针主要用于挑取螨卵以及在爬行比较缓慢而且体表刚毛较多的活螨（如粉螨）群中挑选标本，并可用于制作标本时搅拌和整姿螨体。小毛笔（越小越好，否则螨体夹在笔毛之间，不宜察见。使用时宜用甘油水先润湿）主要用于捕捉一些行动快速甚至能倒退逃跑的螨类，如革螨和镰螯螨等。

### （二）漂浮法

使用器具有扁形称量瓶、玻璃棒、载玻片、实体显微镜和显微镜等。

取供试品放入盛有饱和食盐水的扁形称量瓶（以高3cm、宽6cm为好。由于氯化钠在水中溶解度大，达36%，若用较大的容器，浪费食盐较多。又由于其口径宽，用载玻片蘸取时，接触面大，检出率高）或其他适宜的容器中，加饱和食盐水（其特点是廉价、易得、易于保存、不发霉、发臭、浮力大，能有效地将螨体浮于液面，易于蘸取漂浮物检查）至容器的2/3～3/5处，用洁净的玻璃棒搅拌均匀，置实体显微镜下检查。为防止盐水同供试品溢出，活螨逃跑，污染周围环境，宜将上述容器放在装有适量甘油水的培养皿中并将食盐水加满容器，用洁净的载玻片盖在瓶口上，使玻片与液面接触，蘸取液面上的漂浮物，置显微镜下（32～80倍为宜）检查。

### （三）分离法

也称烤螨法。将供试品放在特制的分离器或普通玻璃漏斗里附有孔径大小适宜的筛网上，利用活螨避光，怕热的习性，在漏斗的广口上放一个60～100W的灯泡，距离药品约6m处，照射1～2小时，在上述光照条件下，活螨不会热死，而是迫使其迅速沿着漏斗的底部细颈内壁向下爬。用小烧杯装半杯甘油水，放在漏斗的下口处，收集爬出来的活螨。最后挑取螨的标本在显微镜下（先由低倍逐向高倍，不宜直接取高倍，否则难以找到螨体的位置）检查。

在上述三种方法中，第1、2法简单易行，而且效果好，检出率高，比较常用。而第3种方法，较费时，效率低，一般较少采用。

# 实训八 口服液中大肠埃希菌的检查

## 一、材料与器材

**1. 供试品** 口服液。

**2. 培养基及试剂** 胰酪大豆胨液体培养基、麦康凯液体培养基、曙红亚甲蓝琼脂培养基、MUG培养基、靛基质试液、磷酸盐葡萄糖胨水培养基、甲基红试剂、α-萘芬乙醇液、氢氧化钾溶液、枸橼酸盐斜面培养基等。

**3. 器材及耗材** 酒精灯、无菌吸管、洗耳球、试管、试管架、烧杯、接种环、恒温培养箱、高压蒸汽灭菌器、恒温干燥箱、75%乙醇溶液、镊子、三角瓶、平皿、电炉等。

## 二、实训步骤

**1. 应知** 口服液中大肠埃希菌的检查步骤。

**2. 应会**

操作记录表

| 序号 | 步骤 | 操作内容 |
|---|---|---|
| 1 | 取样及样品处理 | 按照 2020 年版《中国药典》规定的检验数量进行抽样，一般应随机抽取不少于_____个最小包装的供试品，混合，取规定量供试品进行检验。除另有规定外，一般供试品的检验量为_____<br>取供试品，用_____溶解或稀释制成 1 : 10 供试液 |
| 2 | 增菌培养 | 取 10ml 供试液，接种至适宜体积（经方法适用性试验确定）的胰酪大豆胨液体培养基中，混匀，_____℃培养_____小时 |
| 3 | 分离与纯培养 | 取上述培养物_____ml 接种至 100ml_____培养基中，_____℃培养_____小时。取_____培养物划线接种于麦康凯琼脂培养基平板上，30～35℃培养 18～72 小时 |
| 4 | 形态检查与鉴别培养及制备 | 在麦康凯琼脂培养基平板上，大肠埃希菌落呈_____，扁平，圆形，光滑湿润；在曙红亚甲蓝琼脂培养基平板上，大肠埃希菌落呈_____，菌落中心呈深紫色或无明显暗色中心，圆形，稍凸起，边缘整齐，表面光滑，湿润，常有_____ |
| 5 | 生化鉴定 | **MUG-Indole 试验**<br>取已培养 18～24 小时的麦康凯液体培养液_____ml，分别接种至_____ml MUG 培养基管内培养，分别在_____小时和_____小时在 366nm 紫外光下观察。若管内培养物呈现荧光，为 MUG_____；不呈现荧光，为 MUG_____。然后沿管壁加数滴靛基质（I）试液，液面呈玫瑰红色，为靛基质_____；呈试剂本色，为靛基质_____<br>**甲基红试验（M）**<br>取可疑菌落接种于_____培养基内，在 37℃培养（48±2）小时，在 1ml 培养液中加入 1 滴甲基红试剂，立即观察结果。阳性反应呈鲜红色或橘红色，阴性反应_____<br>**乙酰甲基甲醇生成试验（V-P）**<br>取可疑菌落接种于_____培养基内，在 37℃培养（48±2）小时，在 2ml 培养液中加入 α-萘酚乙醇液 1ml，混匀，再加入 40% 的氢氧化钾溶液 0.4ml 后观察结果。阳性反应，培养液应在加入试剂后的 4 小时内呈_____，无_____为阴性反应<br>**枸橼酸盐利用试验（C）**<br>取可疑菌落接种于_____培养基上，37℃培养（48±2）小时，观察结果。阳性反应，斜面有菌生长，培养基由绿色变为_____；阴性反应，斜面无菌生长，培养基仍是绿色 |
| 6 | 结果判断 | 若麦康凯琼脂培养基平板上没有菌落生长，或虽有菌落生长但鉴定结果为_____，判供试品未检出大肠埃希菌<br>若麦康凯琼脂培养基平板上有菌落生长，生化鉴定试验中，若样品液 MUG_____，靛基质_____，报告 1g 或 1ml 供试品检出大肠埃希菌；MUG_____，靛基质_____，报告 1g 或 1ml 供试品未检出大肠埃希菌。若 MUG 阳性、靛基质阴性，IM-ViC 试验为_____，报告 1g 或 1ml 供试品检出大肠埃希菌；若 MUG 阴性、靛基质阳性，IMViC 试验为_____，报告 1g 或 1ml 供试品检出大肠埃希菌 |

## ▷ 目标检测 ◁

一、选择题（1~8 题为单选题，9~10 题为多选题）

1. 一般供试品的检验量为（　　　）。

A. 1g 或 1ml　　　B. 5g 或 5ml　　　C. 10g 或 10ml　　　D. 20g 或 20ml

2. 供试品应制成（　　）供试液。

A. 1∶1　　　　B. 1∶5　　　　C. 1∶10　　　　D. 1∶100

3. 控制菌培养温度一般为（　　）。

A. 23～25℃　　　B. 25～28℃　　　C. 30～35℃　　　D. 36～38℃

4. 检查药品中大肠埃希菌时用到的分离纯化培养基是（　　）。

A. 麦康凯培养基　　　　　　　　　B. 曙红亚甲蓝培养基

C. 伊红美蓝培养基　　　　　　　　D. 胰酪大豆胨培养基

5. 检查药品中沙门菌时用到的分离纯化培养基是（　　）。

A. 麦康凯琼脂培养基　　　　　　　B. 三糖铁琼脂培养基

C. 溴代十六烷基三甲铵琼脂培养基　D. 木糖赖氨酸脱氧胆酸盐琼脂培养基

6. 在培养基中加入某种特殊化学物质，与微生物的某种代谢产物发生特定的化学反应，产生明显的特征性变化，这样的培养基被称为（　　）。

A. 基础培养基　　B. 鉴别培养基　　C. 增菌培养基　　D. 选择培养基

7. 溶化曙红亚甲蓝琼脂培养基，放凉至（　　）℃，倾注入已灭菌培养皿内。

A. 30～40　　　B. 40～50　　　C. 50～60　　　D. 60～70

8. 检查药品中金黄色葡萄球菌用到的生化试验一般为（　　）。

A. 血浆凝固酶试验　　　　　　　　B. MUG 靛基质试验

C. 氧化酶试验　　　　　　　　　　D. 过氧化氢酶试验

9. 供试液制备常用的稀释剂为（　　）。

A. pH 7.0 无菌氯化钠 - 蛋白胨缓冲液　　B. pH 7.2 磷酸盐缓冲液

C. 胰酪大豆胨液体培养基　　　　　　　D. 0.9% 无菌氯化钠溶液

10. 某药业生产的口服液要进行控制菌的检查，需要检查（　　）。

A. 大肠埃希菌　　　B. 金黄色葡萄球菌　　　C. 沙门菌

D. 铜绿假单孢菌　　E. 白色念球菌　　　　　F. 梭菌

G. 螨

二、思考题

1. 大肠埃希菌在曙红亚甲蓝琼脂培养基上的典型菌落形态特征是什么？

2. 某药业生产的口服液要进行控制菌的检查，其中大肠埃希菌的检查操作流程是什么？

3. 控制菌检查除检查大肠埃希菌外，还应检查什么项目？

书网融合……

微课

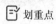
划重点

自测题

学习目标

**知识要求**

1. **掌握** 抑菌效力检定的方法。

2. **熟悉** 悬菌液的制备。

3. **了解** 抑菌剂。

**能力要求**

1. 学会制备 4 种培养基；试验菌使用培养基的配制方法。

2. 能够掌握抑菌效力检定的原理。

**情感要求**

1. 增强学生疾病防治的能力。

2. 培养学生实事求是的处事原则。

### 📋 岗位情景模拟

**情景描述** 日常生活中，手上接触的细菌是非常多的，为了自身健康，使用皮肤抑菌液是很有必要的。抑菌液的主要功效就是抑制细菌真菌感染，对于多种感染性皮肤疾病都有很好的防治效果。

**讨论** 1. 除了皮肤抑菌液中含有抑菌剂，还有哪些日常用到的产品中含有抑菌剂？

2. 为什么要使用抑菌剂？

3. 在抑菌剂使用前为什么要效力检定？

## 📖 任务一 抑菌剂基础知识  微课

PPT

抑菌剂是指抑制微生物生长的化学物质，有时也称防腐剂。抑菌效力检查法用于测定无菌及非无菌制剂的抑菌活性，以评价最终产品的抑菌效力，同时也可用于指导生产企业在研发阶段制剂中抑菌剂种类和浓度的确定。

如果药物本身不具有充分的抗菌效力，那么应根据制剂特性（如水溶性制剂）添加适宜的抑菌剂，以防止制剂在正常贮藏或使用过程中可能发生的微生物污染和繁殖，使药物变质而对使用者造成危害，尤其是多剂量包装的制剂。

在药品生产过程中，抑菌剂不能用于替代药品生产的 GMP 管理，不能作为非无菌制剂降低微生物污染的唯一途径，也不能作为控制多剂量包装制剂灭菌前的生物负载的手段。所有抑菌剂都具有一定的毒性，制剂中抑菌剂的量应为最低有效量。同时，为保证用药安全，成品制剂中的抑菌剂有效浓度应低于对人体有害的浓度。

　　抑菌剂的抑菌效力在贮存过程中有可能因药物的成分或包装容器等因素影响而变化，因此，应验证成品制剂的抑菌效力在有效期内不因贮藏条件而降低。

　　本试验方法和抑菌剂抑菌效力判断标准用于包装未启开的成品制剂。

## 任务二　试验菌的准备

PPT

### 一、培养基的制备

　　按照 2020 年版《中国药典》中无菌检查法（通则 1101）制备。

　　培养基的制备及培养条件：培养基可按处方制备，也可使用按处方生产的符合规定的脱水培养基或商品化的预制培养基。配制后应采用验证合格的灭菌程序灭菌。制备好的培养基若不及时使用，应置于无菌密闭容器中，在 2～25℃、避光的环境下保存，并在经验证的保存期内使用。

　　**1. 胰酪大豆胨液体培养基**

| 配方 | 数量 |
| --- | --- |
| 胰酪胨 | 17.0g |
| 大豆木瓜蛋白酶水解物 | 3.0g |
| 葡萄糖/无水葡萄糖 | 2.5g/2.3g |
| 氯化钠 | 5.0g |
| 磷酸氢二钾 | 2.5g |
| 水 | 1000ml |

　　胰酪胨、大豆木瓜蛋白酶水解物提供微生物生长所需的基本氮源和碳源，葡萄糖提供碳源，氯化钠提供适宜的生理环境，磷酸氢二钾提供缓冲环境以缓解细菌因发酵葡萄糖而产生的酸对 pH 的影响。

　　用法：除葡萄糖外，取上述成分，混合，微温溶解，滤过，调节 pH 使灭菌后在 25℃的 pH 为 7.3±0.2，加入葡萄糖，分装于试管或其他合适的容器中，121℃高压灭菌 15 分钟，冷却后备用。

　　胰酪大豆胨液体培养基置 20～25℃培养。

　　**2. 胰酪大豆胨琼脂培养基**

| 配方 | 数量 |
| --- | --- |
| 胰酪胨 | 15.0g |
| 大豆木瓜蛋白酶水解物 | 5.0g |
| 氯化钠 | 5.0g |
| 琼脂 | 15.0g |
| 水 | 1000ml |

　　胰酪胨、大豆木瓜蛋白酶水解物提供微生物生长所需的基本氮源和碳源，氯化钠

提供适宜的生理环境，琼脂为凝固剂。此培养基没有选择性，可满足大多数微生物的生长需求。

用法：除琼脂外，取上述成分，混合，微温溶解，调节 pH 使灭菌后在 25℃的 pH 为 7.3±0.2，加入琼脂，加热熔化后，摇匀，分装于试管或其他合适的容器中，121℃ 高压灭菌 15 分钟，冷却后备用。

**3. 沙氏葡萄糖液体培养基**

| 配方 | 数量 |
| --- | --- |
| 动物组织胃蛋白酶水解物和胰酪胨等量混合物 | 10.0g |
| 葡萄糖 | 20.0g |
| 水 | 1000ml |

胰酪胨、动物组织胃蛋白酶水解物提供微生物生长所需的基本氮源和碳源，葡萄糖提供碳源。

此培养基在药典中主要用于白色念珠菌菌液制备和菌种保存与传代。

用法：除葡萄糖外，取上述成分，混合，微温溶解，调节 pH 使灭菌后在 25℃的 pH 为 5.6±0.2，加入葡萄糖，摇匀，分装于试管或其他合适的容器中，121℃高压灭菌 15 分钟，冷却后备用。

**4. 沙氏葡萄糖琼脂培养基**

| 配方 | 数量 |
| --- | --- |
| 动物组织胃蛋白酶水解物和胰酪胨等量混合物 | 10.0g |
| 葡萄糖 | 20.0g |
| 琼脂 | 15.0g |
| 水 | 1000ml |

胰酪胨、动物组织胃蛋白酶水解物提供微生物生长所需的基本氮源和碳源，葡萄糖提供碳源，琼脂为凝固剂。

除葡萄糖、琼脂外，取上述成分，混合，微温溶解，调节 pH 使灭菌后在 25℃的 pH 为 5.6±0.2，加入琼脂，加热熔化后，再加入葡萄糖，摇匀，分装于试管或其他合适的容器中，121℃高压灭菌 15 分钟，冷却后备用。

## 二、制备试验菌液

菌种：试验所用的菌株传代次数不得超过 5 代（从菌种保藏中心获得的冷冻干燥菌种为第 0 代），并采用适宜的菌种保藏技术进行保存，以保证试验菌株的生物学特性。培养基适用性检查的菌种及新鲜菌体培养见表 5 -1。

表 5 - 1　培养基适用性检查、方法适用性试验、抑菌效力测定用的试验菌培养条件

| 试验菌株 | 试验培养基 | 培养温度 | 培养时间 |
|---|---|---|---|
| 金黄色葡萄球菌<br>（*Staphylococcus aureus*）〔CMCC（B）26003〕 | 胰酪大豆胨琼脂培养基或胰酪大豆胨液体培养基 | 30～35℃ | 18～24 小时 |
| 铜绿假单胞菌<br>（*Pseudomonas aeruginosa*）〔CMCC（B）10104〕 | 胰酪大豆胨琼脂培养基或胰酪大豆胨液体培养基 | 30～35℃ | 18～24 小时 |
| 大肠埃希菌*<br>（*Escherichia coli*）〔CMCC（B）44102〕 | 胰酪大豆胨琼脂培养基或胰酪大豆胨液体培养基 | 30～35℃ | 18～24 小时 |
| 白色念珠菌<br>（*Candida albicans*）〔CMCC（F）98001〕 | 沙氏葡萄糖琼脂培养基或沙氏葡萄糖液体培养基 | 20～25℃ | 48 小时 |
| 黑曲霉<br>（*Aspergillus niger*）〔CMCC（F）98003〕 | 沙氏葡萄糖琼脂培养基或沙氏葡萄糖液体培养基 | 20～25℃ | 6～10 天或直到获得丰富的孢子 |

注：* 大肠埃希菌仅用于口服制剂的抑菌效力测定。

取金黄色葡萄球菌、铜绿假单胞菌、大肠埃希菌、白色念珠菌的新鲜培养物，用 pH 7.0 无菌氯化钠 - 蛋白胨缓冲液或 0.9% 无菌氯化钠溶液制成适宜浓度的菌悬液。取黑曲霉的新鲜培养物加入适量含 0.05%（ml/ml）聚山梨酯 80 的 pH 7.0 无菌氯化钠 - 蛋白胨缓冲液或含 0.05%（ml/ml）聚山梨酯 80 的 0.9% 无菌氯化钠溶液，将孢子洗脱。然后，采用适宜方法吸出孢子悬液至无菌试管内，用含 0.05%（ml/ml）聚山梨酯 80 的 pH 7.0 无菌氯化钠 - 蛋白胨缓冲液或含 0.05%（ml/ml）聚山梨酯 80 的 0.9% 无菌氯化钠溶液制成适宜浓度的孢子悬液。

菌液制备后若在室温下放置，应在 2 小时内使用；若保存在 2～8℃，可在 24 小时内使用。黑曲霉的孢子悬液可保存在 2～8℃，在验证过的贮存期内使用。

## 任务三　抑菌效力检定

PPT

### 一、培养基的适用性检查

抑菌效力测定用培养基包括商品化的预制培养基、由脱水培养基或按处方配制的培养基均应进行培养基的适用性检查。

分别接种不大于 100cfu 的金黄色葡萄球菌、铜绿假单胞菌、大肠埃希菌的菌液至胰酪大豆胨琼脂培养基，每株试验菌平行制备 2 个平板，混匀，凝固，置 30～35℃ 培养不超过 3 天，计数；分别接种不大于 100cfu 的白色念珠菌、黑曲霉的菌液至沙氏葡萄糖琼脂培养基，每株试验菌平行制备 2 个平板，混匀，凝固，置 20～25℃ 培养不超过 5 天，计数；同时，用对应的对照培养基替代被检培养基进行上述试验。

**结果判定**　若被检培养基上的菌落平均数不小于对照培养基上菌落平均数的 50%，且菌落形态大小与对照培养基上的菌落一致，判该培养基的适用性检查符合规定。

## 二、接种与培养

**供试品接种** 抑菌效力可能受试验用容器特征的影响，如容器的材质、形状、体积及封口的方式等。因此，只要供试品每个包装容器的装量足够试验用，同时容器便于按无菌操作技术接入试验菌液、混合及取样等，一般应将试验菌直接接种于供试品原包装容器中进行试验。若因供试品的性状或每个容器装量等因素需将供试品转移至无菌容器时，该容器的材质不得影响供试品的特性（如吸附作用），特别应注意不得影响供试品的 pH，pH 对抑菌剂的活性影响很大。

取包装完整的供试品至少4份，直接接种试验菌，或取适量供试品分别转移至4个适宜的无菌容器中，若试验菌株数超过4株，应增加相应的供试品份数，每一容器接种一种试验菌，1g 或 1ml 供试品中接菌量为 $10^5 \sim 10^6$ cfu，接种菌液的体积不得超过供试品体积的 1%，充分混合，使供试品中的试验菌均匀分布，然后置 20 ~ 25℃ 避光贮存。

**存活菌数测定** 根据产品类型，按表5-2、表5-3、表5-4规定的间隔时间，分别从上述每个容器中取供试品 1ml（g），测定每份供试品中所含的菌数，测定细菌用胰酪大豆胨琼脂培养基，测定真菌用沙氏葡萄糖琼脂培养基。存活菌数测定方法及方法适用性试验照"非无菌产品微生物限度检查：微生物计数法（通则1105）"进行，方法适用性试验用菌株见表5-1，菌液制备同培养基适用性检查，方法适用性试验试验菌的回收率不得低于 50%。

根据存活菌数测定结果，计算 1ml（g）供试品各试验菌所加的菌数及各间隔时间的菌数，并换算成 lg 值。

**表5-2 注射剂、眼用制剂、用于子宫和乳腺的制剂抑菌效力判断标准**

| | | 减少的 lg 数 | | | | |
|---|---|---|---|---|---|---|
| | | 6h | 24h | 7d | 14d | 28d |
| 细菌 | A | 2 | 3 | – | – | NR |
| | B | – | 1 | 3 | – | NI |
| 真菌 | A | – | – | 2 | – | NI |
| | B | – | – | – | 1 | NI |

注：NR 试验菌未恢复生长；NI 未增加，是指对前一个测定时间，试验菌增加的数量不超过 0.5lg。

**表5-3 耳用制剂、鼻用制剂、皮肤给药制剂、吸入制剂抑菌效力判断标准**

| | | 减少的 lg 数 | | | |
|---|---|---|---|---|
| | | 2d | 7d | 14d | 28d |
| 细菌 | A | 2 | 3 | – | NI |
| | B | – | – | 3 | NI |
| 真菌 | A | – | – | 2 | NI |
| | B | – | – | 1 | NI |

注：NI 未增加，是指对前一个测定时间，试验菌增加的数量不超过 0.5lg。

表 5 – 4　口服制剂、口腔黏膜制剂、直肠给药制剂的抑菌效力判断标准

| | 减少的 lg 数 | |
| --- | --- | --- |
| | 14d | 28d |
| 细菌 | 3 | NI |
| 真菌 | 1 | NI |

注：NI 未增加，是指对前一个测定时间，试验菌增加的数量不超过 0.5lg。

### 三、结果判断

供试品抑菌效力评价标准见表 5 – 2、表 5 – 3、表 5 – 4，表中的"减少的 lg 值"是指各间隔时间测定的菌数 lg 值与 1ml（g）供试品中接种的菌数 lg 值的相差值。表中"A"是指应达到的抑菌效力标准，特殊情况下，如抑菌剂可能增加不良反应的风险，则至少应达到"B"的抑菌效力标准。

# 实训九　培养基适用性检查——胰酪大豆胨琼脂培养基（TSA）

### 一、检查方法

平皿倾注法，同步使用对照培养基与待检培养基。

### 二、菌液制备与稀释

金黄色葡萄球菌、铜绿假单胞菌、大肠埃希菌。

挑取四代以内（含四代）上述菌种的新鲜培养物至胰酪大豆胨液体培养基中，30 ~ 35℃培养 18 ~ 24 小时，使用 pH 7.0 氯化钠 – 蛋白胨缓冲液或 0.9% 氯化钠溶液进行十倍稀释，制成每 1ml 含小于 100cfu 的菌悬液。

稀释梯度：通常情况下为 $10^{-6}$ ~ $10^{-7}$。

### 三、培养基制备

被检培养基：称取培养基 12.0g 于 300ml 纯化水中，混悬均匀，121℃高压灭菌 15 分钟，灭菌结束后摇匀，以防琼脂沉积于器皿底部而凝固，置于 44.5℃水浴锅中保温，备用。

### 四、实训步骤

（1）培养基阳性组　取稀释后的各试验菌悬液 1ml 分别加于无菌培养皿中，立即倾入保温至 44.5℃的培养基 15 ~ 20ml，摇匀。每种试验菌各做 2 个平行对照。

（2）培养基阴性组　待检培养基与对照培养基，同时各做 2 个空白对照，即不添加菌液，仅倾入培养基。

（3）对照培养基与被检培养基接种方法　均按照上述说明操作，同时在平皿底部做好分类标记。

（4）放置片刻，待培养基凝固后，置30~35℃培养箱中培养，金黄色葡萄球菌、铜绿假单胞菌培养不超过3天。

（5）计数并观察菌落特征。

## 五、计算方法

回收率/生长率＝（被检培养基阳性组平均菌落数－被检培养基阴性组平均菌落数）/（对照培养基阳性组平均菌落数－对照培养基阴性组平均菌落数）×100%。

## 六、判定依据

若生长率在0.5~2.0，且菌落形态大小应与对照培养基一致，则判定合格。

胰酪大豆胨琼脂培养基适应性检查记录表如下。

| 培养温度 | | 培养时间 | | | 年　月　日　至　　年　月　日 | |
|---|---|---|---|---|---|---|
| 实验菌株 | 培养基 | 菌落数（cfu） | | | A/B | 被检培养基菌落大小、形态特征及颜色是否一致 |
| | | 平皿1 | 平皿2 | 平均数 | | |
| 金黄色葡萄球菌 | 被检培养基 | | | | | |
| | 对照培养基 | | | | | |
| 铜绿假单胞菌 | 被检培养基 | | | | | |
| | 对照培养基 | | | | | |
| 大肠埃希菌 | 被检培养基 | | | | | |
| | 对照培养基 | | | | | |
| 阴性对照 | 被检培养基 | | | | | |
| | 对照培养基 | | | | | |
| 标准规定 | 被检培养基上的菌落平均数与对照培养基上的菌落平均数的比值应在0.5~2，且菌落形态大小与对照培养基上的菌落一致 | | | | | |
| 备注 | A为被检培养基菌落平均数；B为对照培养基菌落平均数 | | | | | |

# 实训十　培养基适用性检查——胰酪大豆胨液体培养基（TSB）

## 一、检查方法

试管接种法，进行促生长能力检查。

## 二、菌液制备与稀释

金黄色葡萄球菌、铜绿假单胞菌、大肠埃希菌。

挑取四代以内（含四代）上述菌种的新鲜培养物至胰酪大豆胨液体培养基中，30～35℃培养18～24小时，使用pH 7.0氯化钠－蛋白胨缓冲液或0.9%氯化钠溶液进行十倍稀释，制成每1ml含小于100cfu的菌悬液。

（稀释梯度：通常情况下为$10^{-6}$～$10^{-7}$）

## 三、培养基制备

被检培养基：称取培养基30.0g于1000ml纯化水中，微温溶解，分装试管，121℃高压灭菌15分钟，冷却，备用。

另准备胰酪大豆胨琼脂培养基进行稀释菌悬液计数，培养基灭菌后置于44.5℃水浴保温，待用。

## 四、实训步骤

**1. 培养基阳性组** 取稀释后的各试验菌悬液1ml分别加于预先制备的试管培养基中，每种细菌接种两支试管。同时分别取1ml菌悬液加于无菌空平皿中，用于计数，每种细菌做两个平板。

**2. 培养基阴性组** 即空白对照，即不添加菌液。

**3. 接种量计数** 步骤1中的平皿中，细菌倾注胰酪大豆胨琼脂培养基。同时每种培养基做1个空白。

## 五、观察记录方法

参考下述生长情况

A. 金黄色葡萄球菌、大肠埃希菌

—TSB试管浑浊，生长良好。

B. 铜绿假单胞菌

—TSB试管浑浊，培养基液面有菌膜生长。

C. 接种量计数＝计数培养基平均菌落数－计数培养基空白组菌落数

## 六、判定依据

接种量在＜100cfu，加菌的培养基试管生长良好且与对照培养基相似，空白管无菌生长则判定合格。

胰酪大豆胨液体培养基适应性检查记录表如下。

| 培养温度 | | | 培养时间 | | 年　月　日至　年　月　日 | | | | |
|---|---|---|---|---|---|---|---|---|---|
| 实验菌株 | 代数 | 稀释级 | 计数培养基(cfu/皿) | | 被检培养基 | | 对照培养基 | | 结论 |
| 铜绿假单胞菌 | | 空白 | | 均值 | 生长良好 | 空白 | 生长良好 | 空白 | 合格 |
| | | 0 | | | 生长良好 | | 生长良好 | | |
| 金黄色葡萄球菌 | | 空白 | | 均值 | 生长良好 | 未生长 | 生长良好 | 未生长 | 合格 |
| | | 0 | | | 生长良好 | | 生长良好 | | |
| 大肠埃希氏菌 | | 空白 | | 均值 | 生长良好 | | 生长良好 | | 合格 |
| | | 0 | | | 生长良好 | | 生长良好 | | |
| 结论 | 被检培养基适用性检查合格不合格<br>（注：若空白有细菌生长，则本次检查无效） | | | | | | | | |

# 实训十一　培养基适用性检查——沙氏葡萄糖琼脂培养基（SDA）

## 一、检查方法

平皿倾注法，同步使用对照培养基与待检培养基。

## 二、菌液制备与稀释

**1. 白色念珠菌**　挑取四代以内（含四代）的白色念珠菌新鲜培养物至沙氏葡萄糖液体培养基中，经 20~25℃培养 2~3 天；使用 pH 7.0 氯化钠 - 蛋白胨缓冲液或 0.9% 氯化钠溶液进行十倍稀释，制成每 1ml 含小于 100cfu 的菌悬液。

（稀释梯度：通常情况下为 $10^{-6}$ ~ $10^{-7}$）

**2. 黑曲霉**　挑取四代以内（含四代）的新鲜培养物至沙氏葡萄糖琼脂培养基斜面中，经 20~25℃培养 5~7 天（生长大量黑色菌丝），加入 5ml 含 0.05% 聚山梨酯 80 的 pH 7.0 氯化钠 - 蛋白胨缓冲液，将孢子洗脱。使用含 0.05% 聚山梨酯 80 的 pH 7.0 氯化钠 - 蛋白胨缓冲液或含 0.05% 聚山梨酯 80 的 0.9% 氯化钠溶液进行十倍稀释，制成每 1ml 含小于 100cfu 的菌悬液。

（稀释梯度：通常情况下为 $10^{-5}$ ~ $10^{-6}$，因菌丝数量不同，可能有误差）

## 三、培养基制备

被检培养基：称取培养基 13.0g 于 200ml 纯化水中，混悬均匀，121℃高压灭菌 15 分钟，灭菌结束后摇匀，以防琼脂沉积于器皿底部而凝固，置于 44.5℃水浴锅中保温，备用。

对照培养基：按照说明书中的比例称取，其他步骤同上。

## 四、实训步骤

（1）培养基阳性组　取稀释后的各试验菌悬液 1ml 分别加于无菌培养皿中，立即倾入保温至 44.5℃ 的培养基 15～20ml，摇匀。每种试验菌各做一个平行对照。

（2）培养基阴性组　待检培养基与对照培养基，同时各做一个空白对照，即不添加菌液，仅倾入培养基。

（3）对照培养基与被检培养基接种方法　均按照上述说明操作，同时在平皿底部做好分类标记。

（4）放置片刻，待培养基凝固后，置 20～25℃ 培养箱中培养不超过 5 天。

（注意：黑曲霉如培养时间过长，则易导致菌丝过多而无法计数，可在培养 3 天后初次计数）

（5）计数并观察菌落特征。

## 五、计算方法

回收率/生长率 =（被检培养基阳性组平均菌落数 - 被检培养基阴性组平均菌落数）/（对照培养基阳性组平均菌落数 - 对照培养基阴性组平均菌落数）×100% 。

## 六、判定依据

若生长率在 0.5～2.0，且菌落形态大小应与对照培养基一致，则判定合格。

沙氏葡萄糖琼脂培养基适应性检查记录表如下。

| 培养温度 | | | 培养时间 | | 年　月　日至　　年　月　日 | |
|---|---|---|---|---|---|---|
| 实验菌株 | 培养基 | 菌落数（cfu） | | | A/B | 被检培养基菌落大小、形态特征及颜色是否一致 |
| | | 平皿 1 | 平皿 2 | 平均数 | | |
| 白色念珠菌 | 被检培养基 | | | | | |
| | 对照培养基 | | | | | |
| 黑曲霉 | 被检培养基 | | | | | |
| | 对照培养基 | | | | | |
| 阴性对照 | 被检培养基 | | | | | |
| | 对照培养基 | | | | | |
| 标准规定 | 被检培养基上的菌落平均数与对照培养基上的菌落平均数的比值应在 0.5～2，且菌落形态大小与对照培养基上的菌落一致 | | | | | |
| 备注 | A 为被检培养基菌落平均数；B 为对照培养基菌落平均数 | | | | | |

# 实训十二　培养基适用性检查——沙氏葡萄糖液体培养基（SDB）

## 一、检查方法

试管接种法，进行促生长能力检查。

## 二、菌液制备与稀释

**1. 白色念珠菌** 挑取四代以内（含四代）的白色念珠菌新鲜培养物至沙氏葡萄糖液体培养基中，经 20 ~ 25℃ 培养 2 ~ 3 天；使用 pH 7.0 氯化钠 - 蛋白胨缓冲液或 0.9% 氯化钠溶液进行十倍稀释，制成每 1ml 含小于 100cfu 的菌悬液。

（稀释梯度：通常情况下为 $10^{-6}$ ~ $10^{-7}$）

**2. 黑曲霉** 挑取四代以内（含四代）的新鲜培养物至沙氏葡萄糖琼脂培养基斜面中，经 20 ~ 25℃ 培养 5 ~ 7 天（生长大量黑色菌丝），加入 5ml 含 0.05% 聚山梨酯 80 的 pH 7.0 氯化钠 - 蛋白胨缓冲液，将孢子洗脱。使用含 0.05% 聚山梨酯 80 的 pH 7.0 氯化钠 - 蛋白胨缓冲液或含 0.05% 聚山梨酯 80 的 0.9% 氯化钠溶液进行十倍稀释，制成每 1ml 含小于 100cfu 的菌悬液。

（稀释梯度：通常情况下为 $10^{-5}$ ~ $10^{-6}$，因菌丝数量不同，可能有误差）

## 三、培养基制备

被检培养基：称取培养基 30.0g 于 1000ml 纯化水中，微温溶解，分装试管，121℃ 高压灭菌 15 分钟，冷却，备用。

另准备沙氏葡萄糖琼脂培养基进行稀释菌悬液计数，培养基灭菌后置于 44.5℃ 水浴保温，待用。

## 四、实训步骤

**1. 培养基阳性组** 取稀释后的各试验菌悬液 1ml 分别加于预先制备的试管培养基中，每种菌接种两支试管。同时分别取 1ml 菌悬液加于无菌空平皿中，用于计数，每种细菌做两个平板。

**2. 培养基阴性组** 即空白对照，即不添加菌液。

**3. 接种量计数** 步骤 1 中的平皿中，倾注沙氏葡萄糖琼脂培养基，同时培养基做 1 个空白。

**4. 培养条件**

（1）20 ~ 25℃ 培养白色念珠菌 24 ~ 48 小时；黑曲霉培养 3 ~ 5 天。

（2）倾注计数用的沙氏葡萄糖琼脂培养基平板置 20 ~ 25℃ 培养箱中培养 3 ~ 5 天。

## 五、观察记录方法

参考下述生长情况

A. 白色念珠菌

—SDB 试管澄清透明，底部有白色菌团。

B. 黑曲霉

—SDB 试管澄清透明，有白色或黑色菌丝团生长。

C. 接种量计数 = 计数培养基平均菌落数 – 计数培养基空白组菌落数

## 六、判定依据

接种量在 <100cfu，加菌的培养基试管生长良好且与对照培养基相似，空白管无菌生长，则判定合格。

沙氏葡萄糖液体培养基适应性检查记录表如下。

| 培养温度 | | | 培养时间 | | | 年 月 日至 年 月 日 | | | |
|---|---|---|---|---|---|---|---|---|---|
| 实验菌株 | 代数 | 稀释级 | 计数培养基 (cfu/皿) | | | 被检培养基 | | 对照培养基 | 结论 |
| 白色念珠菌 | | | 空白 | 均值 | 生长良好 | 空白 | 生长良好 | 空白 | 合格 |
| | | | 0 | | 生长良好 | 未生长 | 生长良好 | 未生长 | |
| 黑曲霉 | | | 空白 | 均值 | 生长良好 | | 生长良好 | | 合格 |
| | | | 0 | | 生长良好 | | 生长良好 | | |
| 结论 | 被检培养基适用性检查合格不合格<br>（注：若计数培养基或被检培养基空白有细菌生长，则本次检查无效） | | | | | | | | |

# 实训十三　抑菌效力检查

检品名称：　　　　　　　　　　　报告日期：

规格：　　　　　　　　　　　　　检验依据：

检验日期：

## 一、培养基、试剂批号

胰酪大豆胨琼脂培养基：　　　　　0.9%无菌氯化钠溶液：

沙氏葡萄糖琼脂培养基：

胰酪大豆胨琼脂培养基：　　　　　0.9%无菌氯化钠溶液：

沙氏葡萄糖琼脂培养基：

胰酪大豆胨琼脂培养基：　　　　　0.9%无菌氯化钠溶液：

沙氏葡萄糖琼脂培养基：

## 二、试验菌批号、有效期

金黄色葡萄球菌批号：　　　　　　有效期：

铜绿假单胞菌批号：　　　　　　　有效期：

大肠埃希菌批号：　　　　　　　　有效期：

白色念珠菌批号：　　　　　　　　有效期：

黑曲霉批号：　　　　　　　　　　有效期：

### 三、抑菌效力测定

**1. 方法**　取上述试验菌，制成每 1ml 含菌数约为 $10^8$ cfu 的菌悬液。

实验组：取包装完整的供试品 5 份，直接接种试验菌；

菌液组：取同体积无菌 0.9% 无菌氯化钠溶液 5 份，直接接种试验菌；

测定 1ml 菌液组菌量（为第 0 天含菌数）；

置 20~25℃ 避光贮存，于第 14 天、第 28 天分别测定每 1ml 供试品中的含菌数。

（备注：测定细菌用胰酪大豆胨琼脂培养基，测定真菌用沙氏葡萄糖琼脂培养基。根据存活菌数测定结果，计算 1ml 供试品各试验菌所加的菌数及各间隔时间的菌数，并换算成 lg 值）

**2. 判断标准**

| | 减少的 lg 数 | |
|---|---|---|
| | 14d | 28d |
| 细菌 | 3 | NI |
| 真菌 | 1 | NI |

注：NI 未增加，是指对前一个测定时间，试验菌增加的数量不超过 0.5lg。

**3. 试验结果**

| 组别及接种时间 | 金黄色葡萄球菌 | 铜绿假单胞菌 | 大肠埃希菌 | 白色念珠菌 | 黑曲霉 |
|---|---|---|---|---|---|
| 菌液组菌数（cfu/ml） | | | | | |
| 菌液组 lg 值 | | | | | |
| 实验组 14d 菌数（cfu/ml） | | | | | |
| 实验组 14d lg 值 | | | | | |
| 实验组 28d 菌数（cfu/ml） | | | | | |
| 实验组 28d lg 值 | | | | | |

## 目标检测

一、选择题（1~9 题为单选题，10 题为多选题）

1. 抑菌效力检查法中，菌种的传代次数不超过（　　）。

　　A. 2 代　　　　　　　　　　　　B. 3 代

　　C. 4 代　　　　　　　　　　　　D. 5 代

2.《中国药典》（2020 年版）规定，胰酪大豆胨琼脂培养基的培养时间不超过（　　）。

　　A. 1 天　　　　　　　　　　　　B. 2 天

　　C. 3 天　　　　　　　　　　　　D. 5 天

3. 最适合铜绿假单胞菌生长的培养基为（　　）。

    A. 胰酪大豆胨琼脂培养基　　　　　　　　B. 品红亚硫酸钠培养基

    C. 分枝杆菌干燥培养基　　　　　　　　　D. 麦芽浸膏琼脂

4. 最适合白色念珠菌生长的培养基为（　　）。

    A. 胰酪大豆胨琼脂培养基　　　　　　　　B. 品红亚硫酸钠培养基

    C. 沙氏葡萄糖琼脂培养基　　　　　　　　D. 麦芽浸膏琼脂

5. 真菌的常规培养所用培养基为（　　）。

    A. 沙氏葡萄糖琼脂培养基　　　　　　　　B. 玉米粉培养基

    C. 马铃薯葡萄糖琼脂　　　　　　　　　　D. 胰酪大豆胨液体培养基

6. 抑菌效力检查方法或结果判断错误的是（　　）。

    A. 若供试品管中任何一管显浑浊，即可断定供试品不符合规定

    B. 若供试品管显澄清，或虽显浑浊但经确证无菌生长，判定供试品符合规定

    C. 试验若经确认无效，需依法重试

    D. 培养过程中，应逐日观察并记录是否有菌生长

7. 胰酪胨、大豆木瓜蛋白酶水解物提供微生物生长所需的基本（　　）。

    A. 氧气和碳源　　　B. 氮源和蛋白质　　　C. 氮源和碳源　　　D. 氧气和蛋白质

8. 稀释液或菌液移入平皿后，倾注的培养基量为（　　）。

    A. 5ml　　　　　　B. 10ml　　　　　　C. 15ml　　　　　　D. 25ml

9. 稀释液或菌液移入平皿后，需倾注的培养基温度是（　　）。

    A. 26℃　　　　　　B. 36℃　　　　　　C. 46℃　　　　　　D. 72℃

10. 抑菌效力检查应记录（　　）。

    A. 培养基的名称和批号　　　　　　　　　B. 对照用菌液的名称

    C. 供试品的接种量　　　　　　　　　　　D. 培养温度

## 二、思考题

1. 胰酪大豆胨琼脂培养基的配方是什么？其中各个组分分别起什么作用？

2. 简述试验菌液的制备。

3. 为什么要进行培养基的适用性检查？

4. 为什么要进行抑菌效力检查？

书网融合……

微课

划重点

自测题

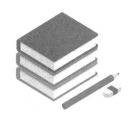

## ▶▶ 项目六　异常毒性检查法 📱微课

### 学习目标

**知识要求**

1. **掌握**　异常毒性检查法的方法及步骤。
2. **熟悉**　异常毒性检查法的适用范围。
3. **了解**　异常毒性检查的目的。

**能力要求**

1. 学会正确挑选和饲养小鼠。
2. 能够根据药典进行异常毒性检查。
3. 能够对小鼠进行腹腔注射。

**情感要求**

1. 培养学生建立药品毒副作用的观念。
2. 培养学生爱护保护动物的观念。

### 📋 岗位情景模拟

**情景描述**　某药业生产的一批右旋糖酐 20 葡萄糖注射液，根据《中国药典》要求需要进行"异常毒性"检查。要求照《中国药典》（2020 年版）四部（通则 1141）检查异常毒性。

**讨论**　1. 什么是异常毒性检查？
　　　　2. 异常毒性检查怎样操作？

PPT

## 📖 任务一　异常毒性基础知识

异常毒性有别于药物本身所具有的毒性特征，是指由生产过程中引入或其他原因所致的毒性。本法系给予动物一定剂量的供试品溶液，在规定时间内观察动物出现的异常反应或死亡情况，检查供试品中是否污染外源性毒性物质以及是否存在意外的不安全因素。异常毒性实际上是一个限度试验。在规定剂量下，实验动物不应出现中毒致死，如果出现死亡则反映该供试品中含有的急性毒性物质超过了正常水平，可能是供试品在生产过程中带入了可能引发异常毒性反应的杂质。

### 你知道吗

#### 实验动物微生物学等级分类

按照实验动物携带微生物与寄生虫情况进行等级分类，实验动物分为普通级、清洁级、无特定病原体级和无菌级实验动物。

普通级实验动物 ［conventional（CV）animal］ 系指不携带所规定的重要人畜共患

病和烈性传染病病原体的实验动物。

清洁级实验动物［clean（CL）animal］系指不携带普通级实验动物的病原体，并且不携带对动物危害大和对科学研究干扰大的病原体的实验动物。

无特定病原体级实验动物［specific pathogen free（SPF）animal］系指不携带普通级和清洁级实验动物的病原体，并且不携带主要潜在感染或条件致病和对科学研究干扰大的病原体的实验动物。

无菌级实验动物［germ free（GF）animal］系指无可检出的一切生命体的实验动物。

## 任务二　小白鼠的挑选和饲养

PPT

实验用动物应健康合格，在实验前及实验的观察期内，均应按正常饲养条件饲养。做过本实验的动物不得重复使用。

### 一、实验动物的挑选

**1. 小鼠的挑选**　小鼠需健康，无伤，毛色光滑，眼睛红亮，活泼，体重在 18～22g。来源和饲养条件、品种、性别均应相同，雌性不得有孕。同时还要注意鼠龄，一般正常饲养条件，体重达到 18～22g 时，鼠龄约 25 天，避免挑选因饲养条件较差导致体重达标但鼠龄较大的小鼠（图 6－1）。

**2. 豚鼠的挑选**　豚鼠需健康，无伤，毛色光滑，活泼，体重在 250～350g。来源和饲养条件、品种、性别均应相同，雌性不得有孕，如图 6－2 所示。

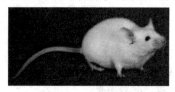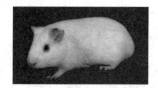

图 6－1　试验用小鼠图　　　　图 6－2　试验用豚鼠

### 二、实验动物的饲养

小鼠的环境饲养要求温度 18～29℃，湿度 40%～70%，保持空气清新，空气中落下菌数（个皿）小于 30，空气中氨浓度（mg/m³）小于等于 14，实验室维持昼夜明暗交替。采用适当营养成分的饲料，保持一直有饲料和洁净的水供应。垫料定期更换，一般每周 2～3 次。

## 任务三　异常毒性的鉴定

PPT

### 一、供试品的配制

按品种项下规定的浓度制成供试品溶液。临用前，供试品溶液应平衡至室温。

## 二、动物给药

**1. 非生物制品试验**　除另有规定外，取小鼠 5 只，体重 18～22g，每只小鼠分别静脉给予供试品溶液 0.5ml。应在 4～5 秒内匀速注射完毕。规定缓慢注射的品种可延长至 30 秒，如图 6－3 所示。

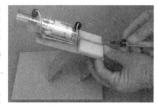

**图 6－3　小鼠尾静脉注射**

**2. 生物制品试验**　除另有规定外，生物制品的异常毒性试验应包括小鼠试验和豚鼠试验。试验中应设同批动物空白对照，观察期内，动物全部健存，且无异常反应，到期时每只动物体重应增加，则判定试验成立。按照规定的给药途径缓慢注入动物体内。

（1）小鼠试验法　除另有规定外，取小鼠 5 只，注射前每只小鼠称体重，应为 18～22g。每只小鼠腹腔注射供试品溶液 0.5ml，观察 7 天。

小鼠腹腔注射轻轻移去鼠笼盖子，尽量避免惊吓或打扰小鼠，从小鼠后面抓住小鼠尾巴中段，取出小鼠，盖好鼠笼盖子，将抓取的小鼠置于盖子上，待小鼠抓住盖子，用一只手继续抓住小鼠的尾部向后轻拉，另一只手的拇指和示指捏取小鼠耳侧和颈部位置皮肤，保证小鼠能够呼吸但不能移动头部，从笼盖上提起小鼠，并将小鼠尾巴夹在无名指、小指和手掌之间，将准备好的注射器注射在小鼠腹腔左侧的位置，针头在皮下平行过腹部中线后进入小鼠右侧腹腔部位，5 秒匀速注射 0.5ml，注射结束后，稍作停留再拔出针头，防止药物泄露，最后将小鼠轻轻放回笼中（图 6－4）。

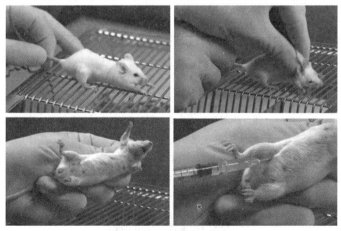

**图 6－4　小鼠腹腔注射**

（2）豚鼠试验法　除另有规定外，取豚鼠 2 只，注射前每只豚鼠称体重，应为 250～350g。每只豚鼠腹腔注射供试品溶液 5.0ml，观察 7 天。

## 三、结果观察

**1. 非生物制品试验**　除另有规定外，全部小鼠在给药后 48 小时内不得有死亡；如有死亡时，应另取体重 19～21g 的小鼠 10 只复试，全部小鼠在 48 小时内不得有死亡。

**2. 生物制品试验**

（1）观察期内，小鼠应全部健存，且无异常反应，到期时每只小鼠体重应增加，判定供试品符合规定。如不符合上述要求，应另取体重 19～21g 的小鼠 10 只复试 1 次，判定标准同前。

（2）观察期内，豚鼠应全部健存，且无异常反应，到期时每只豚鼠体重应增加，判定供试品符合规定。如不符合上述要求，应另取 4 只豚鼠复试 1 次，判定标准同前。

## 实训十四　右旋糖酐 20 葡萄糖注射液异常毒性检查

### 一、材料与器材

1. 实验用药品、75% 乙醇。
2. 天平、注射器（1ml）、棉球、小鼠固定器和支架等。
3. 鼠笼、饲料等小鼠饲养装置。

### 二、实训步骤

**1. 应知**　小鼠静脉注射的操作步骤。

**2. 应会**

操作记录表

| 序号 | 步骤 | 操作内容 |
|---|---|---|
| 1 | 供试品的制备 | 按照 2020 年版《中国药典》规定的检验数量进行抽样，取无菌注射器吸取供试品 0.5ml，准备至少 5 份 |
| 2 | 小鼠的挑选 | 取 ____ 小鼠，用天平称量体重，标记小鼠并记录 |
| 3 | 给药 | 抓取一只小鼠，放入小鼠固定器中，固定，使尾巴暴露在外面，扭转鼠尾，使静脉向上，用 _____ 擦拭鼠尾注射部位，待尾静脉扩张后，一手捏住鼠尾，一手持注射器，针尖与鼠尾成一定角度（小于 30°），刺入 _____，如有注射部位发白且推入药液时有阻力，标志针头未插入静脉内，应重做。如药液有损失，应另取小鼠注射。注射完毕后，拔出针头，用消毒棉球按住注射部位轻轻按压，防止药物外漏，最后将小鼠放入鼠笼中观察 |
| 4 | 观察记录 | 提供适量饲料和洁净的水，并每周 _____ 次更换垫料，观察小鼠状态 |
| 5 | 结果判断 | 全部小鼠在给药后 _____ 小时内不得有死亡；如有死亡时，应另取体重 19～21g 的小鼠 _____ 只复试，全部小鼠在 48 小时内不得有死亡 |

## ◣ 目标检测 ◢

### 一、选择题

1. 关于异常毒性说法正确的是（　　　）。
　　A. 异常毒性是药物本身的毒性　　　　　B. 异常毒性所有药品均要检查
　　C. 异常毒性是一个限度检查　　　　　　D. 异常毒性只有生物制品才需要检查
2. 异常毒性检查，在规定剂量下，实验动物未出现中毒致死说明（　　　）。
　　A. 该供试品中含有的急性毒性物质超过了正常水平
　　B. 该供试品中不含急性毒性物质

   C. 该供试品中含有的急性毒性物质没有超过正常水平

   D. 该药物不含任何杂质

3. 关于小鼠的挑选不正确的是（    ）。

   A. 小鼠要毛色光滑，眼睛红亮，活泼

   B. 体重在 18～22g 即可

   C. 来源和饲养条件、品种、性别均应相同

   D. 雌性不得有孕

4. 非生物制品的异常毒性检查法应当（    ）。

   A. 采用豚鼠腹腔注射                    B. 采用小鼠尾静脉注射

   C. 采用小鼠腹腔注射                    D. 采用豚鼠股静脉注射

5. 异常毒性检查法，实验动物的观察应当（    ）。

   A. 非生物制品采用小鼠 5 只，给药后观察 48 小时

   B. 非生物制品采用豚鼠 2 只，给药后观察 48 小时

   C. 生物制品采用小鼠 5 只，给药后观察 48 小时

   D. 生物制品采用小鼠 5 只，给药后观察 7 天

6. 供异常毒性检查用小鼠应健康合格，体重在（    ）。

   A. 18～22g        B. 18～20g             C. 15～20g            D. 15～22g

7. 使用豚鼠实验中，豚鼠的体重一般为（    ）。

   A. 250～350g      B. 200～300g           C. 250～300g          D. 200～350g

8. 异常毒性检查时，一般小鼠选择（    ）进行试验。

   A. 2 只           B. 4 只                C. 5 只              D. 6 只

9. 异常毒性检查时，实验动物观察期内如有小鼠死亡，复测时选用小鼠（    ）只。

   A. 5             B. 6                   C. 8                D. 10

10. 在异常毒性检查中，尾静脉注入供试品溶液时，注射速度一般为（    ）秒。

    A. 4～5          B. 6～7                C. 7～8              D. 9～10

## 二、思考题

1. 简述小鼠腹腔注射的操作注意事项。

2. 某生物制品进行异常毒性检查时，应当采用什么实验动物，观察多少时间？

3. 某药物进行异常毒性检查时，采用小鼠和豚鼠实验，观察 7 天后动物均成活但体重下降，则该药物异常毒性检查应当怎样报告？

4. 右旋糖酐 20 葡萄糖注射液的异常毒性检查大概操作步骤有哪些？

**书网融合……**

 微课           划重点           自测题

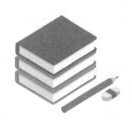

## ▶▶ 项目七　热原检查法

**学习目标**

**知识要求**

1. **掌握**　热原检查法的方法和步骤及结果判断；家兔检查法的工作程序与方法。

2. **熟悉**　热原来源、性质及作用机制。

3. **了解**　《中国药典》（2020年版）关于热原检查法的基本内容。

**能力要求**

1. 能正确挑选、捉拿实验动物并正确给药。

2. 能正确进行供试品的抽取和制备。

3. 能进行药品的热原检查、判断并分析结果。

**情感要求**

1. 培养学生严格检查的意识。

2. 培养学生保护动物的观念。

3. 培养吃苦耐劳的职业精神。

### 岗位情景模拟

　　**情景描述**　某制药企业生产某注射液，质量检验部门按要求对该注射液进行热原检查。

　　**讨论**　1.《中国药典》（2020年版）规定药品热原检查常用方法是什么？

　　　　　　2. 药品热原检查的具体工作程序是什么？

### 任务一　热原基础知识

PPT

#### 一、热原及其来源

　　若注入人体的注射剂中含有热原量达 $1\mu g/kg$ 就可引起不良反应，发热反应通常在注入1小时后出现，可使人体产生发冷、寒战、发热、出汗、恶心、呕吐等症状，有时体温可升至40℃以上，严重者甚至昏迷、虚脱，如不及时抢救，可危及生命。该现象称为"热原反应"。引起热原反应的物质为热原。热原是微生物的代谢产物，是一类能引起恒温动物和人体体温异常升高的致热物质。包括细菌性热原、内源性高分子热原、内源性低分子热原及化学热原等。热原进入血液后，可激活机体的单核细胞、巨噬细胞等，使之释放出一种内源性热原质，作用于机体体温调节中枢引起发热等一系列不良反应，必须对其进行严格控制。热原普遍存在于天然水、自来水及其他不清洁的水中，有些药物及器皿也会污染有热原，特别是葡萄糖、乳酸钠、氯化钠、水解蛋白、枸橼酸钠、血液制品、右旋糖酐等生物制品、生化制品及适于细菌生长的药品。热原可能从溶媒、原料、用具或容器中带入，也可能由于药物制剂制备过程中被污染、包装不严密、灭菌不完全等而带入热原。

## 二、热原的理化性质

内毒素主要来自革兰阴性杆菌细胞壁的组成部分，化学成分主要是脂多糖，这是一种大分子物质，相对分子质量约为 $10^6$。不同菌种或不同菌株产生的内毒素其结构及生物活性均有差异，但下列几点性质是类似的。

**1. 耐热性** 大多数热原的耐热性是顽强的，其耐热程度随热原来源而有所差异。热原在100℃时并不能发生热解，120℃加热4小时能破坏98％，在180℃加热2小时以上或250℃加热30分钟以上，方可彻底破坏内毒素。注射剂的一般灭菌条件是不能破坏热原的。一般采用180℃ 3~4小时，250℃ 30~45分钟或650℃ 1分钟等条件可彻底破坏热原。

**2. 水溶性与不挥发性** 热原能溶于水，本身不具挥发性，但能随水蒸气雾滴夹带入蒸馏水中，造成污染，故蒸馏器需有隔沫装置。

**3. 滤过性** 热原体积很小，为1~5mm，故能通过一般滤器，甚至是微孔滤膜。但不能通过石棉滤板，也不能通过半透膜和孔径小于1mm的超滤膜，可除去绝大部分甚至全部热原。

**4. 抗原性** 热原的多糖体部分具有抗原性。反复接触热原，生物体很快便会产生耐受性（故家兔法检查热原规定间隔时间，发现热原检查不合格时，所用家兔不再做热原检查）。

**5. 被吸附性** 热原可以被活性炭吸附，因热原在溶液中带有一定的电荷，因而可被一些离子交换树脂吸附。

**6. 可破坏性** 热原能被强酸、强碱、强氧化剂、超声波等所破坏。

PPT

## 任务二 家兔的挑选与饲养

目前各国药典法规定检查热原的方法是家兔法，药典规定热原的检查方法包括家兔致热试验法、细菌内毒素检查法、鲎试剂检查法。《中国药典》（2020年版）规定的热原检查法是将一定剂量的供试品，静脉注入家兔体内，在规定时间内，观察家兔体温升高的情况，以判定供试品中所含热原的限度是否符合规定。

## 一、家兔的挑选 微课

试验用家兔大致有青紫蓝灰兔、日本大耳白兔、新西兰白兔等3种，应符合以下要求。

**1. 应健康合格** 供试用的家兔应健康合格，体重 1.7kg 以上（用于生物制品检查用的家兔体重为 1.7~3.0kg），雌兔应无孕。预测体温前 7 日应用同一饲料饲养，在此期间内，体重应不减轻，精神、食欲、排泄等不得有异常现象。

**2. 新兔预选** 未曾用于热原检查的家兔；或供试品判定为符合规定，但组内升温达 0.6℃ 的家兔；或 3 周内未曾使用的家兔，均应在检查供试品前 7 日内预测体温，进行挑选。挑选试验的条件与检查供试品时相同，仅不注射药液，每隔 30 分钟测量体温 1 次，共测 8 次，8 次体温均在 38.0~39.6℃ 的范围内，且最高与最低体温相差不超过 0.4℃ 的家兔，方可供热原检查用。

**3. 家兔的重复使用** 用于热原检查后的家兔，如供试品判定为符合规定，至少应休息 48 小时方可再供热原检查用，其中升温达 0.6℃ 的家兔应休息 2 周以上。对用于血液制品、抗毒素和其他同一抗原性供试品检测的家兔可在 5 天内重复使用 1 次。如供试品判定为不符合规定，则组内全部家兔不再使用。

你知道吗

1. 家兔法检查热原时，对家兔有什么要求？
2. 健康家兔应满足哪些要求？

## 二、家兔的饲养

**1. 饲养环境** 家兔饲养环境温度应保持在 16~28℃，冬季室温保持 10℃ 以上，夏季保持不高于 30℃，炎热天气引地下凉风降温（不论冬夏均须避免穿堂风）。相对湿度为 40%~70%，噪声小于 60dB，照度 100~200lx，氨浓度不得超过 14mg/m³。

**2. 笼具** 兔笼为不锈钢丝做成，笼底板能自由推进，便于清洁消毒，兔笼使用前应清洗消毒，所有兔笼每 2 周应彻底洗刷一次。

**3. 饲料及饮水饲料** 应为全价颗粒饲料，应有其固有的气味和色泽，否则不能使用。每餐投料时取出旧料，再添加新料。每餐投料量（以 2.5kg 为准）为 50~75g，应随体重增减而变化，一般日投量为 100~150g，不得过量（防止家兔体重增长过快）。每日两餐要定时喂，时间一般为上午 9：00~9：30，下午 4：00~4：30。饮水为符合国家标准的饮用水。每餐喂水时，倒掉旧水，更换新水。

**4. 卫生** 工作人员每天应按规定做好清洁工作；认真记录饲养期间温度、湿度及动物生长情况。每日第一次喂料后更换垫料。所有兔笼每个月彻底洗刷两次，以每月 1 号~15 号为界限，换下笼子用 2%~5% HCl 消毒液浸泡 5 分钟，然后用热水清洗晾干备用。铁莲用 2%~5% HCl 消毒液浸泡后，用热水清洗，晾干备用每周一次。若发现不干净的铁莲应随时更换、清洗消毒。所有食盒每两月用 2%~5% HCl 消毒液浸泡 5 分钟后用清水刷净晾干备用。每天更换消毒过的垫料，更换新垫料前，对垫料盘喷洒消毒液消毒，垫料盘每周清洗一次，用 2%~5% HCl 消毒液浸泡 5 分钟后用清水刷净晾干，家兔饮水盒用 2%~5% HCl 消毒液浸泡后用热水清洗，晾干备用，每月两次。

地面每天拖两次保持清洁，拖后消毒液喷洒消毒，上、下半年各一次。

PPT

## 任务三　药品中热原的测定

### 一、供试品抽取与处理

#### （一）供试品抽取

抽样应遵循科学性、规范性、合法性、公正性、代表性的原则。抽取样品前，应核对品名、产地、规格等级及包件式样，检查包装的完整性、清洁程度以及有无水迹、霉变或其他物质污染等情况，详细记录。应当根据合理套用的原则确定抽样量，不应按单个检验项目简单累加。抽样量一般应为检验需求的 2 倍量，按 1∶0.5∶0.5 的比例分装为 3 份。同一品种存在不同制剂规格和包装规格时，应以不同规格计算制剂单位，然后分别折算所抽取样品的最小包装数量。当库存批数少于或等于计划抽样批数时，则各批均作为抽样批；如库存批数多于计划抽样批数时，则应随机抽取。

#### （二）供试品的处理

若供试品为原料药，则精密称取适量，根据其效价或含量计算加水量，用无热原注射水稀释至所需浓度；若供试品为制剂，则按标示量计算加水量，稀释至所需浓度；若供试品溶液注射剂量大于或等于 3ml/kg，应在注射前预热至 38℃；供试品溶液的制备，应在超净工作台上进行；除另有规定外，试验用水均指灭菌注射用水。稀释供试品时，应仔细观察外包装是否有损坏或冷爆处，若有应剔除。

### 二、家兔固定与测温

#### （一）家兔的固定

左手抓住家兔的颈背，右手托住家兔的臀部，避免挣扎，从饲养笼放到台秤上称重，并把体重记在兔卡上，然后放入固定器中固定。家兔的探头固定，轻轻提起兔尾，把蘸有甘油（或凡士林）的测温仪探头轻轻插入肛门约 6cm 深，再把兔尾和探头固定在一起，避免探头脱落，直至试验完毕。

#### （二）家兔的测温

家兔置于宽松适宜固定器中至少休息 1 小时后，开始测量第一次体温，测量温度的方式有两种：一种使用热原测温仪，按操作程序即可；另一种用肛门温度计。测量家兔体温应使用精密度为 ±0.1℃ 的测温装置。测温探头或肛温计插入肛门的深度和时间各兔应相同，深度一般约 6cm，时间不得少于 1.5 分钟，每隔 30 分钟测量体温 1 次，一般测量 2 次，两次体温之差不得超过 0.2℃，以此两次体温的平均值作为该兔的正常体温。当日使用的家兔，正常体温应在 38.0～39.6℃ 的范围内，且同组各兔间正常体温之差不得超过 1.0℃。为避免引起动物挣扎而使体温波动，给家兔测温时动作应轻柔。为减少误差，每次测温每只家兔最好用同一温度计，且测温时间相同。看温度计时眼睛要平视，看清刻度读数后再用酒精棉擦拭水银球。

### 三、供试品注射与测温

#### （一）供试品注射

取适用的家兔 3 只，测定其正常体温后 15 分钟以内，注射前先用 75% 酒精棉擦拭耳朵边缘，用小镊子将除热原的注射器和针头套好，按规定剂量自耳静脉缓缓注入温热至约 38℃ 的供试品溶液，如图 7-1 所示。注射完应用手捏紧针眼处数秒钟，以帮助止血。

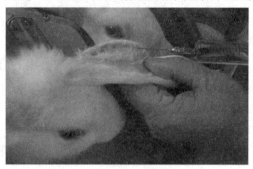

图 7-1　家兔的静脉注射

#### （二）供试品注射后家兔的测温

注射后，每隔 30 分钟测量体温 1 次，连续测 6 次。以 6 次中体温最高 1 次减去注射前的正常体温，即为该兔体温的升高度数。若第 6 次较第 5 次升温超过 0.2℃ 并超过正常体温时，应连续测量，直至与前一次相比升温不超过 0.2℃。若降温 >0.4℃，并低于正常体温时，应继续测量至降温 ≤0.4℃ 为止。

### 四、结果判断与重试

#### （一）供试品热原检查合格

在初试的 3 只家兔中，体温升高均低于 0.6℃，并且 3 只家兔体温升高总和低于 1.3℃；或在复试的 5 只家兔中，体温升高 0.6℃ 或高于 0.6℃ 的家兔不超过 1 只，并且初试、复试合并 8 只家兔的体温升高总和为 3.5℃ 或低于 3.5℃，均判定供试品的热原检查符合规定。

#### （二）供试品热原检查不合格

在初试的 3 只家兔中，体温升高 0.6℃ 或高于 0.6℃ 的家兔超过 1 只；或在复试的 5 只家兔中，体温升高 0.6℃ 或高于 0.6℃ 的家兔超过 1 只；或在初试、复试合并 8 只家兔的体温升高总和超过 3.5℃，均判定供试品的热原检查不符合规定。

当家兔升温为负值时，如果确定环境温度、饲养条件和家兔健康状况等均正常，均以 0℃ 计。否则根据具体情况分别处理。

#### （三）供试品热原检查重试

如在初试 3 只家兔中，有一只家兔体温升高 0.6℃ 或 0.6℃ 以上时或者在初试 3 只家兔中，虽升温均在 0.6℃以下，但 3 只兔升温总和达 1.3℃或 1.3℃以上时，都不能直接判断供试品热原检查合格或不合格，应另取 5 只经过挑选的家兔重试。

# 实训十五 维生素 C 注射液中热原检查

## 一、材料与器材

**1. 供试品** 维生素 C 注射液。

**2. 设备** 天平（供实验称量用，精度 0.01mg 或 0.1mg）、天平（供试剂称量用，精度 0.1mg 或 1mg）、天平（供家兔称量用，精度 10mg）、电热干燥箱（250℃以上）、恒温水浴、家兔固定盒（盒两侧有通气孔）。

**3. 仪器** 热原测温仪或肛门温度计（精度 0.1℃）、注射器、烧杯、三角瓶、大称量瓶、吸管、移液管、表面皿、玻棒、广口试剂瓶、直镊、金属制密封器（均需除热原）、时钟、脱脂棉。

**4. 试药与其他物品** 75% 乙醇、凡士林或 50% 甘油、生理盐水、灭菌注射用水、无热原氯化钠。

## 二、实训步骤

**1. 实验动物的准备**
（1）应知 药品热原检查中家兔选择的要求。
（2）应会 预选新兔。

**2. 试验前准备**
（1）应知 热原检查前 1~2 日，供试用家兔应尽可能处于同一温度的环境中，实验室和饲养室的温度相差不得大于 3℃，且应控制在 17~25℃，在试验全部过程中，实验室温度变化不得大于 3℃，应防止动物骚动并避免噪声干扰。家兔在试验前至少 1 小时开始停止给食并置于宽松适宜的装置中，直至试验完毕。
（2）应会 试验用与供试品接触的器皿热原的去除（将器皿置于 250℃烘箱中加热 1 小时或于 180℃的烘箱中加热 3 小时）及家兔的测温。

**3. 检查法**
（1）应知 供试品注射方法、注射后家兔测温方法及结果判断。
（2）应会 能正确给家兔注射供试品及测温，会对试验结果进行正确判断和分析，能规范正确填写试验记录及报告。

热原试验结果原始记录表

| 兔号 | 1 | 2 | 3 | 4 | 5 |
|---|---|---|---|---|---|
| 体重（kg） | | | | | |

续表

| 兔号 | 1 | 2 | 3 | 4 | 5 |
|---|---|---|---|---|---|
| 第 1 次测量温度（℃） | | | | | |
| 第 2 次测量温度（℃） | | | | | |
| 平均温度（℃） | | | | | |
| 注射供试品时间 | | | | | |
| 供试品注射后第 1 次测量温度（℃） | | | | | |
| 供试品注射后第 2 次测量温度（℃） | | | | | |
| 供试品注射后第 3 次测量温度（℃） | | | | | |
| 注射前后温差 | | | | | |

热原检查报告

热原检测记录

品名：　　　　　　　　　　　　　批号：

规格：　　　　　　　　　　　　　检测时间：

检定依据：

环境检测：

温度：　　　　　　　　　　　　　湿度：

供试品单位：　　　　　　　　　　收验时间：

结论：
　　□符合规定
　　□不符合规定
　　□重试

检验人：　　　　　　　　　　　　校验人：

## 目标检测

### 一、选择题

1. 热原体积很小，小于或等于（　　）μm，能通过滤菌器而进入滤液中，但不能通过半透膜及石棉滤板。

   A. 0.06 　　　　B. 0.05 　　　　　　C. 0.04 　　　　　　D. 0.03

2. 家兔注射一定量的热原后，一般（　　）体温开始上升，70～120 分钟达到最高峰。

   A. 15～30 分钟　　B. 10～15 分钟　　C. 15～20 分钟　　D. 5～30 分钟

3. 未曾用于热原检查的家兔；或供试品判定为符合规定，但组内升温达 0.6℃ 的家兔；均应在检查供试品前（　　）内预测体温，进行挑选。

   A. 7 日　　　　B. 6 日　　　　　　C. 5 日　　　　　　D. 4 日

4. 试验前家兔应禁食 1 小时以上再开始测量正常体温，每隔 30 分钟测量体温 1 次，一般测量 2 次，两次体温之差不得超过（　　　），以此两次体温的平均值作为该兔的正常体温。

A. 0.05℃　　　　　B. 0.3℃　　　　　C. 0.1℃　　　　　D. 0.2℃

5. 测量家兔体温应使用精密度为（　　　）的测温装置。

A. ±0.1℃　　　B. ±0.2℃　　　　C. ±0.3℃　　　　D. ±0.4℃

6. 测温探头或肛温计插入肛门的深度和时间各兔应相同，深度一般约（　　　）cm，时间不得少于（　　　）分钟。

A. 6，2　　　　　B. 5，1.5　　　　C. 5，2　　　　　D. 6，1.5

7. 若 3 只家兔体温升温均低于 0.6℃并且 3 只家兔升温总和不超过 1.3℃时，以下说法正确的是（　　　）。

A. 应重新测量　　B. 应复试一次　　　C. 应复试两次　　　D. 合格

8. 按规定剂量自耳静脉缓缓注入温热至约（　　　）的供试品溶液。

A. 36℃　　　　　B. 28℃　　　　　C. 36℃　　　　　D. 38℃

9. 物品中热原的测定，若供试品溶液注射剂量大于或等于（　　　），应在注射前预热至38℃。

A. 3ml/kg　　　　B. 4ml/kg　　　　C. 5ml/kg　　　　D. 6ml/kg

10. 目前各国药典法定检查热原的方法是（　　　）。

A. 家兔法　　　B. 狗试验法　　　　C. 鲎试验法　　　D. 大鼠法

二、思考题

1. 如何正确测量家兔的体温？

2. 简述热原检查法的结果判定。

书网融合……

e 微课　　　　　　　　 划重点　　　　　　　　 自测题

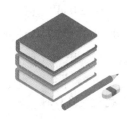

# ▶▶ 项目八 细菌内毒素检查法

**学习目标**

**知识要求**

1. **掌握** 凝胶法检测供试品细菌内毒素的方法及步骤；细菌内毒素检查结果判断原则。
2. **熟悉** 内毒素概念、生物学活性等基础知识。
3. **了解** 《中国药典》（2020 年版）关于细菌内毒素检查法的基本内容。

**能力要求**

1. 能进行鲎试剂灵敏度复核试验。
2. 能运用凝胶法检查药品细菌内毒素。
3. 能正确判断并分析试验结果。

**情感要求**

1. 培养学生实事求是的处事原则。
2. 牢固树立学生标准意识。

**岗位情景模拟**

　　**情景描述** 某制药企业生产某注射液，质量检验部门按要求对该注射液进行细菌内毒素检查。

　　讨论　1. 《中国药典》（2020 年版）规定药品细菌内毒素检查方法是什么？
　　　　　2. 凝胶限度测定法对供试品进行细菌内毒素检测的具体操作步骤是什么？

# 📖 任务一 内毒素基础知识

PPT

## 一、内毒素概念及结构

　　细菌内毒素是革兰阴性菌细胞壁上的一种脂多糖和蛋白质的复合物，与细菌外毒素不同，它不是细菌的代谢产物，而是细菌死亡或裂解后才释放出来的一种具有内毒素生物活性的物质。大多数革兰阴性菌（如沙门菌、痢疾杆菌、大肠埃希菌、奈瑟球菌等）都有内毒素。各种细菌内毒素的毒性作用大致相同，可引起发热、白细胞反应、微循环障碍、内毒素休克及弥散性血管内凝血等。细菌内毒素的主要化学成分是含有亲水性的多糖部分和疏水性的类脂 A，即脂多糖（LPS），脂多糖可分为 O-特异性多糖和核心多糖。

## 二、内毒素的生物学活性

　　内毒素生物学活性具有有害作用与有益作用，有益作用包括脂多糖能刺激细胞产生肿瘤坏死因子，可以治疗肿瘤；内毒素进入体内，可刺激免疫活性细胞，产生各种内源性调节因子，发挥免疫调节作用增强机体非特异性免疫力，抗放射病即减轻宿主的排异反应等。

内毒素脂多糖分子中，主要毒性成分是类脂 A。不同革兰阴性细菌的类脂 A 结构基本相似，因此其内毒素导致的毒性效应大致相同。这些内毒素的生物活性主要有：致热反应、白细胞反应、降低血压，甚至休克、激活凝血系统、鲎细胞溶解物（鲎试剂）凝集，小剂量内毒素还有免疫调节作用。

**1. 致热反应**　人体对细菌内毒素极为敏感。极微量内毒素被输入人体后就能引起体温上升，发热反应持续约 4 小时后逐渐消退。自然感染时，因革兰阴性菌不断生长繁殖，同时伴有陆续死亡、释放出内毒素，故发热反应将持续至体内病原菌完全消灭为止。

**2. 白细胞反应**　细菌内毒素进入宿主体内以后，白细胞先急剧减少，这是因为细胞发生移动并黏附到组织毛细血管上。数小时后白细胞数又增高，这是由于内毒素诱生骨髓释放其中的中性粒细胞进入血流，使其数量显著增加。

**3. 内毒素休克**　当病灶或血流中革兰阴性病原菌大量死亡，释放出来的大量内毒素进入血液时，临床表现为微循环衰竭、低血压等，导致患者休克，这种病理反应叫作内毒素休克。

**4. 鲎细胞溶解物（鲎试剂）凝集**　1956 年美国人 Bang 发现美洲鲎血液遇革兰阴性菌时会产生凝胶。其后又陆续发现微量革兰阴性菌内毒素也可以引起凝胶反应，从而创立了鲎试剂检测法。由于试剂检测法简单、快速、灵敏、准确，目前广泛用于临床、制药工业药品检验等方面。

## 任务二　鲎试剂测定

PPT

《中国药典》（2020 年版）规定的细菌内毒素检查法是指利用鲎试剂来检测或量化由革兰阴性菌产生的细菌内毒素，以判断供试品中细菌内毒素的限量是否符合规定的一种方法。细菌内毒素检查包括凝胶法和光度测定法两种方法，当测定结果有争议时，除另有规定外，以凝胶限度试验结果为准。凝胶法系通过鲎试剂与内毒素产生凝集反应的原理进行限度检测或半定量检测内毒素的方法。鲎试剂是从鲎（图 8-1）的血液中提取出的冻干试剂，可以与细菌内毒素发生凝集反应。

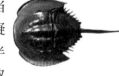

图 8-1　鲎

### 一、鲎试剂灵敏度复核试验 微课

在细菌内毒素检查法规定的条件下，使鲎试剂产生凝集的内毒素的最低浓度即为鲎试剂的标示灵敏度，用 EU/ml 表示。进行鲎试剂灵敏度复核试验的目的是确认鲎试剂标示的灵敏度是否准确，当使用新批号的鲎试剂或试验条件发生了任何可能影响检验结果的改变时，应进行鲎试剂灵敏度复核试验。

**1. 细菌内毒素标准溶液的制备** 取细菌内毒素国家标准品（NSE）或内毒素工作标准品（WSE）1 支，轻弹瓶壁，使粉末落入瓶底，再用砂轮在瓶颈上部轻轻划痕，75% 酒精棉球擦拭后启开，防止玻璃屑落入瓶内。根据鲎试剂灵敏度的标示值（$\lambda$），将细菌内毒素国家标准品或细菌内毒素工作标准品用细菌内毒素检查用水溶解，在旋涡混合器上混匀 15 分钟或参照标准品说明书中要求的混匀时间进行操作，然后制成 $2\lambda$、$\lambda$、$0.5\lambda$ 和 $0.25\lambda$ 四个浓度的内毒素标准溶液，每稀释一步均应在旋涡混合器上混匀 30 秒或参照标准品说明书中要求的混匀时间进行操作。

**2. 待复核鲎试剂的准备** 取规格为 0.1ml/支的鲎试剂原安瓿 18 支，轻弹瓶壁，使粉末落入瓶底，开启（方法同标准品开启）。每支加入 0.1ml 检测用水溶解，轻轻转动瓶壁，使内容物充分溶解并避免产生气泡。

若待复核鲎试剂规格不是每支 0.1ml/支时，取若干支按标示量加入 BET（检测用水）复溶，充分混匀后每 0.1ml 分装到 10mm×75mm 规格的凝集管中，至少分装 18 支管备用。

**3. 加样** 将充分溶解的待复核鲎试剂 18 支管在试管架上排成 5 列，取不同浓度的内毒素标准溶液，分别与等体积（如 0.1ml）的鲎试剂溶液混合，每一个内毒素浓度平行做 4 管；另外取 2 管加入等体积的细菌内毒素检查用水作为阴性对照。将试管中溶液轻轻混匀后，封闭管口，垂直放入 37℃ ±1℃ 的恒温器中，保温 60 分钟 ±2 分钟。

**4. 结果观察** 将试管从恒温器中轻轻取出，缓缓倒转 180°，若管内形成凝胶，并且凝胶不变形、不从管壁滑脱者为阳性（＋）；未形成凝胶或形成的凝胶不坚实、变形并从管壁滑脱者为阴性（－）。保温和拿取试管过程应避免受到振动，防止造成假阴性结果。

**5. 结果计算** 当最大浓度 $2\lambda$ 管均为阳性，最低浓度 $0.25\lambda$ 管均为阴性，阴性对照管为阴性，试验方为有效。按下式计算反应终点浓度的几何平均值，即为鲎试剂灵敏度的测定值（$\lambda_c$）。

$$\lambda_c = \text{antilg} \left( \sum X/n \right)$$

式中，$X$ 为反应终点浓度的对数值（lg）。反应终点浓度是指系列递减的内毒素浓度中最后一个呈阳性结果的浓度；$n$ 为每个浓度的平行管数。

**6. 结果判断** 当 $\lambda_c$ 在 $0.5\lambda \sim 2\lambda$（包括 $0.5\lambda$ 和 $2\lambda$）时，方可用于细菌内毒素检查，并以标示灵敏度 $\lambda$ 为该批鲎试剂的灵敏度。

你知道吗

1. 为什么要对鲎试剂进行灵敏度复核试验？
2. 如何对灵敏度 $\lambda = 0.5\text{EU/ml}$ 的鲎试剂进行灵敏度试验？

### 二、鲎试剂干扰试验

干扰试验的目的是确定供试品在稀释倍数或浓度下对内毒素和试剂的反应不存在干扰作用。所谓干扰试验是比较鲎试剂与内毒素的反应在水溶液中进行和在供试品中进行的差异，即比较本反应在不同介质中进行的差异，有差异就表示供试品对反应存在干扰作用。当鲎试剂、供试品的处方、生产工艺改变或试验环境中发生了任何有可能影响试验结果的变化时，须重新进行干扰试验。

**1. 溶液制备**　按表 8 - 1 制备溶液 A、B、C 和 D，使用的供试品溶液应为未检验出内毒素且不超过最大有效稀释倍数（MVD）的溶液，按鲎试剂灵敏度复核试验项下操作。

表 8 - 1　凝胶法干扰试验溶液的制备

| 编号 | 内毒素浓度/被加入内毒素的溶液 | 稀释用液 | 稀释倍数 | 所含内毒素的浓度 | 平行管数 |
|---|---|---|---|---|---|
| A | 无/供试品溶液 | — | — | — | 2 |
| B | $2\lambda$ 供试品溶液 | 供试品溶液 | 1<br>2<br>4<br>8 | $2\lambda$<br>$1\lambda$<br>$0.5\lambda$<br>$0.25\lambda$ | 4<br>4<br>4<br>4 |
| C | $2\lambda$ 检查用水 | 检查用水 | 1<br>2<br>4<br>8 | $2\lambda$<br>$1\lambda$<br>$0.5\lambda$<br>$0.25\lambda$ | 2<br>2<br>2<br>2 |
| D | 无/检查用水 | — | — | — | 2 |

注：A 为供试品溶液；B 为干扰试验系列；C 为鲎试剂标示灵敏度的对照系列；D 为阴性对照。

**2. 试验的有效性**　只有当溶液 A 和阴性对照溶液 D 的所有平行管都为阴性，并且系列溶液 C 的结果符合鲎试剂灵敏度复核试验要求时，试验方为有效。

**3. 计算**　按下面公式计算系列溶液 C 和 B 反应的终点浓度的几何平均值（$E_s$ 和 $E_t$）。

$$E_s = \text{antilg}^{-1}\left(\sum X_s/4\right) \quad E_t = \text{antilg}^{-1}\left(\sum X_t/4\right)$$

式中，$X_s$ 为系列溶液 C 的反应终点浓度的对数值（lg）；$X_t$ 为系列溶液 B 的反应终点浓度的对数值（lg）。

**4. 结果判断**　当 $E_s$ 在 $0.5\lambda \sim 2\lambda$（包括 $0.5\lambda$ 和 $2\lambda$）及 $E_t$ 在 $0.5E_s \sim 2E_s$（包括 $0.5E_s$ 和 $2E_s$）时，认为供试品在该浓度下无干扰作用。其他情况则认为供试品在该浓度下存在干扰作用。若供试品溶液在小于 MVD 的稀释倍数下对试验有干扰，应将供试品溶液进行不超过 MVD 的进一步稀释，再重复干扰试验。

可通过对供试品进行更大倍数的稀释或通过其他适宜的方法（如过滤、中和、透析或加热处理等）排除干扰。为确保所选择的处理方法能有效地排除干扰且不会使内毒素失去活性，要使用预先添加了标准内毒素再经过处理的供试品溶液进行干扰试验。

当进行新药的内毒素检查试验前，或无内毒素检查项的品种建立内毒素检查法时，须进行干扰试验。

你知道吗

1. 内毒素检查鲎试剂法中为什么要进行干扰试验？
2. 干扰试验应注意什么问题？

## 任务三　药品中细菌内毒素检定

PPT

### 一、供试品抽取与处理

**1. 供试品抽取**　供试品的抽取同热原检查法，即抽样量一般应为检验需求的 2 倍量，按 1∶0.5∶0.5 的比例分装为 3 份。同一品种存在不同制剂规格和包装规格时，应以不同规格计算制剂单位，然后分别折算所抽取样品的最小包装数量。当库存批数少于或等于计划抽样批数时，则各批均作为抽样批；如库存批数多于计划抽样批数时，则应随机抽取。

**2. 供试品的处理**　某些供试品需进行复溶、稀释或在水性溶液中浸提制成供试品溶液。必要时，可调节被测溶液（或其稀释液）的 pH，一般供试品溶液和鲎试剂混合后溶液的 pH 在 6.0～8.0 的范围内为宜，可使用适宜的酸、碱溶液或缓冲液调节 pH。酸或碱溶液须用细菌内毒素检查用水在已去除内毒素的容器中配制。所用溶剂、酸碱溶液及缓冲液应不含内毒素和干扰因子。

### 二、凝胶试验与结果判断

#### （一）凝胶限度试验

《中国药典》（2020 年版）规定，在细菌内毒素检测中，每批供试品必须做 2 支供试品管和 2 支供试品阳性对照，同时每次试验必须做 2 支阳性对照和 2 支阴性对照。

**1. 供试品溶液的配制**　用细菌内毒素检测用水将供试品配成对应 MVD 的浓度。

**2. 阳性对照液的制备**　用细菌内毒素检测用水将细菌内毒素工作标准品制成 2λ 浓度的内毒素溶液。

**3. 供试品阳性对照液的制备**　用待检测的供试品溶液 8 倍稀释液将内毒素标准品制成 2λ 浓度的内毒素溶液。

**4. 阴性对照液的制备**　即细菌内毒素检查用水。

**5. 鲎试剂的准备**　按表 8-2 制备溶液 A、B、C 和 D。使用稀释倍数不超过 MVD 并且已经排除干扰的供试品溶液来制备溶液 A 和 B。按鲎试剂灵敏度复核试验项下操作。

表 8 - 2 凝胶限度试验溶液的制备

| 编号 | 内毒素浓度/配制内毒素溶液 | 平行管数 |
|---|---|---|
| A | 无/供试品溶液 | 2 |
| B | 2λ/供试品溶液 | 2 |
| C | 2λ/检查用水 | 2 |
| D | 无/检查用水 | 2 |

注：A 为供试品溶液；B 为供试品阳性对照；C 为阳性对照；D 为阴性对照。

**6. 加样** 取 8 支规格为 0.1ml/支的鲎试剂放置于试管架上，轻弹瓶壁使粉末落入瓶底，用砂轮在瓶颈轻轻划痕，75% 酒精棉球擦拭后开启备用，防止玻璃屑落入瓶内。其中 2 支加入 0.1ml 按最大有效稀释倍数稀释的供试品溶液作为供试品管，2 支加入 0.1ml 阳性对照液作为阳性对照管，2 支加入 0.1ml 细菌内毒素检测用水作为阴性对照，2 支加入 0.1ml 供试品阳性对照溶液作为供试品阳性对照管。

**7. 观察与记录** 加样完毕后，用封口膜封口，轻轻混匀，避免产生气泡，垂直放入细菌内毒素检测专用干式恒温仪中，在 37℃ ±1℃ 保温 60 分钟 ±2 分钟后，观察并记录结果。注意在保温和拿取试管过程中应避免受到振动造成假阴性结果。

**8. 结果判断** 保温（60 ±2）分钟后观察结果。

（1）若阴性对照溶液 D 的平行管均为阴性，供试品阳性对照溶液 B 的平行管均为阳性，阳性对照溶液 C 的平行管均为阳性，试验有效。

（2）若溶液 A 的两个平行管均为阴性，判定供试品符合规定。

（3）若溶液 A 的两个平行管均为阳性，判定供试品不符合规定。

（4）若溶液 A 的两个平行管中的一管为阳性，另一管为阴性，需进行复试。复试时溶液 A 需做 4 支平行管，若所有平行管均为阴性，判定供试品符合规定，否则判定供试品不符合规定。若供试品的稀释倍数小于 MVD 而溶液 A 结果出现不符合规定时，可将供试品稀释至 MVD 重新试验，再对结果进行判断。

你知道吗
——————————————

1. 凝胶限度检测中细菌内毒素如何判断阳性结果和阴性结果？

2. 凝胶限度检测中细菌内毒素检测时为何要进行供试品阳性对照？

**（二）凝胶半定量试验**

凝胶半定量试验系通过确定反应终点浓度来量化供试品中内毒素的含量。所用仪器、用具、试剂及操作方法与凝胶限量法基本相同。

**1. 溶液的制备** 按表 8 - 3 制备溶液 A、B、C 和 D。按鲎试剂灵敏度复核试验项下操作。

表 8 – 3　凝胶半定量试验溶液的制备

| 编号 | 内毒素浓度/被加入内毒素的溶液 | 稀释溶液 | 稀释倍数 | 所含内毒素的浓度 | 平行管数 |
|---|---|---|---|---|---|
| A | 无/供试品溶液 | 检查用水 | 1<br>2<br>4<br>8 | —<br>—<br>—<br>— | 2<br>2<br>2<br>2 |
| B | 2λ/供试品溶液 | — | 1 | 2λ | 2 |
| C | 2λ/检查用水 | 检查用水 | 1<br>2<br>4<br>8 | 2λ<br>1λ<br>0.5λ<br>0.25λ | 2<br>2<br>2<br>2 |
| D | 无/检查用水 | — | — | — | 2 |

注：A 为不超过 MVD 并且通过干扰试验的供试品溶液。从通过干扰试验的稀释倍数开始用检查用水稀释如 1 倍、2 倍、4 倍和 8 倍，最后的稀释倍数不得超过 MVD。

B 为含 2A 浓度标准内毒素的溶液 A（供试品阳性对照）。

C 为鲎试剂标示灵敏度的对照系列。

D 为阴性对照。

**2. 结果判断**　若阴性对照溶液 D 的平行管均为阴性，供试品阳性对照溶液 B 的平行管均为阳性，系列溶液 C 的反应终点浓度的几何平均值在 0.5λ ~ 2λ，试验有效。

系列溶液 A 中每一系列平行管的终点稀释倍数乘以 λ，为每个系列的反应终点浓度。如果检验的是经稀释的供试品，则将终点浓度乘以供试品进行半定量试验的初始稀释倍数，即得到每一系列内毒素浓度 $c$。

若每一系列内毒素浓度均小于规定的限值，判定供试品符合规定。每一系列内毒素浓度的几何平均值即为供试品溶液的内毒素浓度 [ 按公式 $c_E = antilg \left( \sum lgc/2 \right)$ ]。若试验中供试品溶液的所有平行管均为阴性，应记为内毒素浓度小于 λ（如果检验的是稀释过的供试品，则记为小于 λ 乘以供试品进行半定量试验的初始稀释倍数）。

若任何系列内毒素浓度不小于规定的限值时，则判定供试品不符合规定。当供试品溶液的所有平行管均为阳性，可记为内毒素的浓度大于或等于最大的稀释倍数乘以 λ。

# 实训十六　5% 葡萄糖注射液中细菌内毒素检查

## 一、材料与器材

**1. 供试品**　5% 葡萄糖注射液。

**2. 设备、仪器及用具**　天平（万分之一）、冰箱、恒温器、电热干燥箱（最高温度至少应达到 250℃）、漩涡混合器等；吸管（1、2、5、10、15ml）、移液器及无热原吸头、玻璃小瓶（8、12、25ml）、试管（10mm × 75mm）、试管架、金属饭盒、酒精灯、镊子、剪刀、砂轮片医用胶布等。

**3. 试剂**　细菌内毒素标准品、鲎试剂、细菌内毒素检测用水。

## 二、实训步骤

### 1. 试验前准备

（1）应知　实验用具清洗方法及热原的去除方法；内毒素限制的确定；内毒素标准品的稀释。

（2）应会　试验用与供试品接触的器皿热原的去除（将器皿置于250℃烘箱中加热1小时或于180℃的烘箱中加热3小时）及家兔的测温。

### 2. 检查法

（1）应知　凝胶法检查供试品细菌内毒素的操作步骤。

（2）应会　能完成凝胶法测供试品细菌内毒素的检查，会对试验结果进行正确判断和分析，能规范正确填写试验记录及报告。

**内毒素试验结果原始记录表**

| 项目 | 内毒素的浓度（EU/ml） | 供试品阳性对照 | 供试品阴性对照 | 阳性对照 | 阴性对照 | 供试品 |
|---|---|---|---|---|---|---|
| 鲎试剂溶液（ml） | | 0.1 | 0.1 | 0.1 | 0.1 | 0.1 |
| 供试品溶液（ml） | | | | | 0.1 | 0.1 |
| 供试品阴性对照溶液（ml） | 2λ | 0.1 | | | | |
| 细菌内毒素溶液（ml） | 2λ | | | 0.1 | | |
| 内毒素检查用水（ml） | | | | | 0.1 | |
| 反应结果 | | | | | | |

**内毒素检查报告**

**热原检测记录**

品名：　　　　　　　　　　　　　批号：

规格：　　　　　　　　　　　　　检测时间：

供试品MVD：　　　　　　　　　　供试品溶液浓度：

检验依据：

供试品单位：　　　　　　　　　　收验时间：

结论：

检验人：　　　　　　　　　　　　校验人：

## 目标检测

### 一、选择题

1. 下列单位中，不是细菌内毒素限值单位的是（　　　）。

    A. EU　　　　　　　　　　　　　B. EU/ml

    C. EU/mg　　　　　　　　　　　D. EU/U

2. 每批新的鲎试剂在用于试验前都要进行（　　　）。

    A. 标准曲线可靠性试验　　　　　　B. 干扰试验

C. 灵敏度复核试验　　　　　　　　D. 凝胶限度试验

3. 在进行鲎试剂灵敏度复核试验。当 $\lambda_c$ 在（　　）时，方可用于细菌内毒素检测。

A. $0.5\lambda \sim 1.0\lambda$　　B. $1.0\lambda \sim 1.5\lambda$　　C. $1.5\lambda \sim 2.0\lambda$　　D. $0.5\lambda \sim 2.0\lambda$

4. 在公式 $L = K/M$ 中，$L$ 指的是（　　）。

A. 试剂的标示灵敏度　　　　　　　B. 供试品的细菌内毒素限值

C. 试剂规格　　　　　　　　　　　D. 供试品溶液浓度

5. 能用于细菌内毒素检查的方法是（　　）。

A. 鲎试验法　　B. 气泡点法　　　C. 超滤法　　　D. 吸附法

6. 耐热器皿常用（　　）。

A. 干热灭菌法（160℃、30 分钟以上）　B. 干热灭菌法（250℃、30 分钟以上）

C. 干热灭菌法（170℃、30 分钟以上）　D. 干热灭菌法（250℃、15 分钟）

7. 细菌内毒素检查用水应符合灭菌注射用水标准，用于凝胶法时，其内毒素含量小于（　　）。

A. 0.010EU/ml　　B. 0.005EU/ml　　C. 0.015EU/ml　　D. 0.020EU/ml

8. 细菌内毒素检查法又称为（　　）。

A. 鲎试验法　　　　　　　　　　　B. 临床检查法

C. 生物效应法　　　　　　　　　　D. 家兔热原试验法

9. （　　）是比较鲎试剂与内毒素的反应在水溶液中进行和在供试品中进行的差异，即比较本反应在不同介质中进行的差异。

A. 鲎试剂灵敏度复核试验　　　　　B. 供试品干扰试验

C. 凝胶半定量试验　　　　　　　　D. 凝胶限度试验

10. 以下有关细菌内毒素检查法的论述中，正确的是（　　）。

A. 《中国药典》（2000 年版）才将该方法录入

B. 细菌内毒素检查用水系内毒素含量小于 0.015EU/ml（用于凝胶法）或 0.005EU/ml（用于光度测定法）且对内毒素试验无干扰作用的灭菌注射用水

C. 试验用的器皿等需经 120℃干烤 1 小时

D. 新购入的鲎试剂已标明灵敏度的，可不经复核，直接应用；测试样品结果判断是将试管从恒温器中轻轻取出，缓缓转动 90°以判断结果

E. 测得鲎试剂灵敏度 $\lambda_c$ 在 $0.5\lambda \sim 2.0\lambda$ 时，不可以 $\lambda$ 为该批鲎试剂的灵敏度

二、思考题

1. 什么是鲎试剂灵敏度复核试验和干扰试验？为什么要进行该项试验？

2. 简述凝胶限度试验结果判断。

书网融合……

e微课

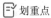
划重点

自测题

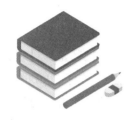

# ▶▶项目九 过敏反应检查法

学习目标

**知识要求**

1. **掌握** 过敏反应检查的方法、操作与结果判断。

2. **熟悉** 实验动物常见的过敏反应症状。

3. **了解** 《中国药典》（2020 年版）过敏反应检查品种与
要求。

**能力要求**

1. 学会过敏反应检验的操作。

2. 能正确判断动物过敏反应检查的结果。

**情感要求**

1. 通过本节课的学习，培养学生的探索精神。

2. 通过实验课内容的学习，让学生获得成就感。

3. 培养学生良好的学习方法和学习习惯。

## 岗位情景模拟

**情景描述** 某药企生产了一批右旋糖酐铁注射液，根据《中国药典》要求需要进行
"过敏反应"检查。要求照《中国药典》(2020 年版) 过敏反应检查法（通则 1147）检查。

**讨论** 1. 什么是过敏反应？

2. 如何检查注射用药物的过敏反应？

## 任务一 过敏反应基础知识

PPT

本法系将一定量的供试品溶液注入豚鼠体内，间隔一定时间后静脉注射供试品溶
液进行激发，观察动物出现过敏反应的情况，以判定供试品是否引起动物全身过敏
反应。

### 一、过敏反应的概念 e 微课

过敏反应又称变态反应，是身体对一种或多种物质的不正常反应，而这些物质对
大多数人是无害的。其主要起因是由于变态反应病患者体内产生了过多的一种特殊的
抗体，称免疫球蛋白 E（IgE）。它可以和环境中的致敏物质（变应原）起反应，刺激
机体产生、释放某些过量的化学物质，继而产生各种症状。如花粉、粉尘、食物、药
物、寄生虫等刺激后，引起的组织损伤或生理功能紊乱，属于异常的或病理性的免疫
反应。2005 年世界变态反应组织（WAO）公布了对 30 个国家进行的过敏性疾病流行

病学调查结果：在这些国家的 12 亿总人口中，22%（2 亿 5 千万人）患有 IgE 介导的过敏性疾病。

## 二、过敏反应的分型

1963 年盖尔和库姆斯提出的四种分型法如下。

**1. Ⅰ型过敏反应**　也称速发型过敏反应，是最常见的一种过敏类型。其主要特征是发生迅速，机体被过敏原致敏后，再次接触同一过敏原后数小时内即发生临床反应，大部分反应在 15～20 分钟内即发生，最快的甚至不到 1 分钟。其发生机制是：过敏原致敏机体，导致 B 细胞反应，后者转变为浆细胞，并产生亲细胞的 IgE 抗体。IgE 附着在组织内肥大细胞或血液嗜碱粒细胞的表面使之致敏。已被致敏的肥大细胞或嗜碱粒细胞再次接触到同一过敏原时，即可在细胞表面发生抗原抗体反应，通过一系列复杂的反应导致脱颗粒反应，并释放出颗粒中包含的化学活性物质或合成新的介质，引起一系列组织反应。例如，其中的组胺可引起毛细血管扩张、血管通透性增加和液体渗出；它还引起平滑肌收缩、分泌腺活动亢进等。肥大细胞释放的过敏性慢反应物质有收缩平滑肌的强力作用；过敏性嗜酸粒细胞趋化因子可吸引嗜酸粒细胞到反应发生的部位；继发介质缓激肽可引起血管病变。引起此型反应的过敏原可通过吸入、食入、注射等方式进入人体。

反应发生于不同的器官称为靶器官可引起不同的临床表现。靶器官为全身毛细血管时，由于血管扩张和液体渗出，可使血压骤降，表现为过敏性休克；靶器官为鼻黏膜时，表现为过敏性鼻炎；为支气管时，表现为支气管哮喘；在皮肤的不同层次，则表现为荨麻疹、湿疹、血管性水肿等。

**2. Ⅱ型过敏反应**　也称细胞毒型反应或溶细胞型反应。抗原是靶细胞自身的组成部分，或是吸附于靶细胞上的外源性物质，如细菌、药物。抗体是 IgG 或 IgM，偶尔为 IgA。抗原抗体反应在靶细胞上发生，并直接破坏靶细胞。在此过程中，可有补体参与作用，使反应加剧。Ⅱ型过敏反应常发生于血细胞，导致血细胞减少；它也可能与某些类型的肾炎有关。

**3. Ⅲ型过敏反应**　也称免疫复合物型或抗原抗体复合物型过敏反应。这型反应的抗原常为病原微生物、其他生物性物质，或机体自身由于变异而具有抗原性的物质。抗体为 IgG、IgA 或 IgM。抗原抗体先在血液中形成复合物。根据抗原抗体比例的不同，所形成的复合物大者可为吞噬细胞所吞噬；小者可在肾小球中滤出，再经尿排出；中等大小的复合物则在血管壁上沉积下来，并激活补体，补体被激活后产生中性粒细胞趋化因子，吸引中性粒细胞到反应部位，并吞噬复合物。其结果或者是复合物被成功地消灭，机体受到保护，或者是嗜中性粒细胞崩解，释放出其所含的溶酶体酶，破坏血管壁和周围组织，引起损伤。所以，造成Ⅲ型过敏反应损伤的是中性粒细胞释放出来的溶酶体酶，而不是免疫复合物本身，其基本病理改变是血管炎。由于血管炎及其造成的继发病变是不可恢复的，所以Ⅲ型过敏反应往往迁延难治，预后不良。

4. **Ⅳ型过敏反应**　也称缓发型过敏反应或迟发型超敏反应。抗原首先致敏 T 淋巴细胞，被致敏的 T 细胞再与抗原作用，导致细胞免疫反应，释放出多种淋巴因子，导致组织损伤。这类反应发展缓慢，其典型例子是结核菌素反应。皮肤接种结核菌素后，要过 24 ~ 48 小时甚至更长时间才出现反应。

以上反应中，Ⅰ、Ⅱ、Ⅲ型过敏反应属体液免疫反应；Ⅳ型过敏反应为细胞免疫反应。

## 三、过敏反应的机制

过敏反应发生的机制是一个复杂和抽象的过程，将Ⅰ型过敏反应发生的机制划分为三个阶段。

**1. 致敏阶段**　过敏原进入机体后可选择诱导过敏原特异性 B 细胞产生抗体应答，此类抗体与肥大细胞和嗜碱性粒细胞（即皮肤、呼吸道或消化道黏膜以及血液中的某些细胞，其中肥大细胞分布于皮下小血管周围的结缔组织中和黏膜下层，而嗜碱性粒细胞主要分布于外周血中）的表面相结合，而使机体处于对该过敏原的致敏状态。通常这种致敏状态可维持数月或更长，如果长期不接触该过敏原，致敏状态可自行逐渐消失。

**2. 激发阶段**　指相同的过敏原再次进入机体时，通过与致敏的肥大细胞和嗜碱性粒细胞表面的抗体特异性结合，使这种细胞释放生物活性介质的阶段。在这个阶段中，释放的生物活性介质除了组织胺以外，还可以是前列腺素 D、白三烯、血小板活化因子等，但它们的作用都相似，都可引起平滑肌收缩，毛细血管扩大和通透性增强，腺体分泌物增多。

**3. 效应阶段**　指生物活性介质作用于效应组织和器官，引起局部或全身过敏反应的阶段。根据反应发生的快慢和持续的时间长短，可分为早期相反应和晚期相反应两种类型。早期相反应主要由组织胺引起，通常在接触过敏原数秒钟内发生，可持续数小时，晚期相反应由白三烯、血小板活化因子等引起，在过敏原刺激后 6 ~ 12 小时发生反应，可持续数天。

你知道吗

### 过敏反应的临床症状

**1. 过敏性休克反应**

（1）呼吸道阻塞症状　由喉头水肿、气管和支气管痉挛及肺水肿引起。表现为胸闷、心悸、喉头有堵塞感、呼吸困难及脸色涨红等，伴有濒危感、口干、头昏、面部及四肢麻木。

（2）微循环障碍症状　由微血管广泛扩张所致。表现为面色苍白、烦躁不安、畏寒、冷汗、脉搏微弱及血压下降等。

（3）中枢神经系统症状　由脑部缺氧所致。表现为意识丧失、昏迷、抽搐及大小便失禁等。

（4）皮肤过敏反应　如瘙痒、荨麻疹以及其他各种皮疹等。

**2. 血液病样反应**　本组反应类型的区分主要取决于血象检验的改变。主要症状有：颗粒性白细胞减少或缺乏症、血小板减少症、再生障碍性贫血、溶血性贫血及巨幼红细胞贫血等。

**3. 血清病样反应**　其反应症状主要为血清病样改变，临床以突发的广泛性红斑及荨麻疹样发疹常见，并可伴发热、关节痛及淋巴肿大。

**4. 其他全身反应**　由药物引起的皮肤黏膜发疹大部分属于此型。临床表现多种多样，常见的过敏性药疹主要有：固定型药疹、大疱性表皮松解症、剥脱性皮炎型药疹、湿疹皮炎型药疹、多型红斑及重症多形红斑药疹、光敏感性药疹等。

PPT

## 任务二　豚鼠的挑选与饲养

供试用的豚鼠应健康合格，体重 250 ~ 350g，雌鼠应无孕。在试验前和试验过程中，均应按正常饲养条件饲养。做过本试验的豚鼠不得重复使用。

### 一、豚鼠的挑选

挑选豚鼠时，供试用的动物应同一来源同品系，体重和饲养条件保持接近，豚鼠须健康无伤，毛色光滑，眼睛明亮，活泼。实验动物称重前自然饱腹。

豚鼠比较胆小容易受惊，在抓取过程中要稳、准和迅速，防止强烈刺激豚鼠使动物受惊。幼小的豚鼠只需要双手捧起来即可；已经成熟的豚鼠抓取时，先用手掌扣住鼠背，然后用拇指和食指环握住豚鼠的颈部，并抓住豚鼠的肩胛骨上方，切忌力度过大导致豚鼠无法呼吸，另一只手拖住豚鼠臀部。如果在动物实验操作过程中，豚鼠挣扎剧烈，实验人员遇到这种情况，可以用纱布将豚鼠头部蒙住，把豚鼠置于实验台上，实验人员稍微用力扣、按住豚鼠，然后进行操作。

你知道吗

豚鼠又名荷兰鼠、荷兰猪、天竺鼠、几内亚猪，在动物学的分类是哺乳纲啮齿目豚鼠科豚鼠属。以色纯、个大，叫声明亮、毛发柔顺光亮为佳，逆毛旋明显的好。根据生物化学和杂交分析，豚鼠是一种天竺鼠诸如白臀豚鼠、艳豚鼠或草原豚鼠等近缘物种经过驯化的后代。在挑选的时候，首先要检查荷兰猪的身体是否健康完好。检查宠物鼠的眼睛是否有眼屎，鼻子是否有流鼻涕。如果有眼屎或者是流鼻涕的情况，不能挑选。同时，可以用手触摸宠物鼠的身体，检查豚鼠的耳朵、四肢是否完好，是否出现过骨折等情况。还要检查豚鼠的牙齿是否有伸到外面，如果有就表示豚鼠的咬合不正常，这样的豚鼠也不能选购。在触摸豚鼠身躯的时候，还要仔细检查豚鼠身体上是否有寄生虫或者脓包等情况，检查豚鼠是否有掉毛的情况。如果有的话，就表示豚鼠身体不健康，因此也就不能进行选购。在挑选豚鼠的时候，还可以适当的挑逗豚鼠，方便观察豚鼠的性格，以及行走的步态是否正常。荷兰猪成年体重 1 ~ 1.5kg，体长 20 ~ 30cm，皮毛紧披，富有光泽，种属分布共 5 属 15 种，为南美洲特产。

### 二、豚鼠的饲养

**1. 饲养箱**　专用饲养箱只有一层，体积稍微大一些，开口在上方。用它饲养时内部必须铺上木屑、锯末等。动物活动方便，缺点是排泄物不好打扫，且必须经常打扫、更换垫材。注意饲养箱要尽可能的大一些，否则它会因为得不到足够的运动而发胖，甚至造成精神紧张等问题，多只饲养时更是如此。存放地点注意避开猫狗，避免日光直射和风吹雨淋，注意通风。

**2. 食盆**　避免选择塑料的或其他会被啃食的材料。应当选择陶瓷或者不锈钢质地的，有一定分量不容易被打翻的食盆。

**3. 饮水**　为了保持饲养箱内的干燥，建议使用舔食方式的给水器。

**4. 垫材**　作用是吸收排泄物的水分和异味，让豚鼠觉得舒适。可以选用木屑、锯末、干草、碎布等。猫沙也是很好的选择，用碎纸机中的碎纸也可以。

## 任务三　过敏反应的检定

PPT

### 一、供试品的处理

供试品溶液的配置除另有规定外，均按品种项下规定的浓度配制成供试品溶液。

### 二、豚鼠的固定

豚鼠比较温顺，不咬人，固定豚鼠时，只需先抓取豚鼠放入豚鼠固定器中即可，或将豚鼠背朝下，固定在木板上。

### 三、给药

**1. 腹腔注射给药**　将豚鼠固定好，动物头部稍低，使脏器移向头部方向。在计划注射部位用乙醇消毒。一手持注射器，在下腹部外侧向头部方向水平刺入皮肤后，再向前进 3 ~ 5mm，再以 45°刺入腹腔，针头通过腹肌后阻力消失，抽动注射器针芯，如无回血及肠内容物，缓缓注入药物。完毕后，用酒精棉压住注射部位消毒及防止药液漏出。过敏反应检查法豚鼠每次注射量一般为 0.5ml。

**2. 豚鼠足跖静脉注射给药**　由助手将豚鼠固定好。操作者从动物后膝关节抓住动物肢体，压迫静脉，将腿呈伸展状态。剪去给药部位的毛，酒精棉球消毒后，可见粗大的外侧跖静脉。用合适规格的针头沿向心方向刺入血管注射。给药结束后，以干棉球压迫给药部位进行止血。

**3. 豚鼠耳静脉注射**　将豚鼠固定好。操作者用酒精棉球擦拭耳部静脉使血管扩张，以一手拇指和食指捏住静脉（选取最粗的静脉），另一手持 1ml 一次性注射器，针头顺血管平行方向刺入 3 ~ 5mm，先缓注少量药液，若无阻力，固定针头缓缓注入药液。注射完毕，抽出针头，用干棉球压迫针眼，以防流血。

**4. 豚鼠肌内注射给药方法**　先由助手将豚鼠固定，试验者用酒精棉球将注射部位消毒后，用针头刺入大腿外侧肌肉，将药液缓慢注入。注射后，用干棉球压迫针眼，以防药物外流。

**5. 豚鼠皮下注射给药方法**　豚鼠皮下注射一般是选用大腿内侧面、背部、肩部等皮下脂肪少的部位，通常在豚鼠大腿内侧面注射。操作时，由助手将豚鼠固定在操作台上，操作者一手固定注射侧的后肢，并充分提起皮肤，另一手持注射器以 45° 将注射器针头刺入皮下，确定针在皮下后缓慢注入药液，注射完毕后用干棉球压迫针眼，并轻揉刺入部位片刻。

## 四、过敏反应检查法

除另有规定外，取上述豚鼠 6 只，隔日每只每次腹腔或适宜的途径注射供试品溶液 0.5ml，共 3 次，进行致敏。每日观察每只动物的行为和体征，首次致敏和激发前称量并记录每只动物的体重。然后将其均分为 2 组，每组 3 只，分别在首次注射后第 14 日和第 21 日，由静脉注射供试品溶液 1ml 进行激发。观察激发后 30 分钟内动物有无过敏反应症状。

## 五、观察与判断

静脉注射供试品溶液 30 分钟内，不得出现过敏反应。如在同一只动物上出现竖毛、发抖、干呕、连续喷嚏 3 声、连续咳嗽 3 声、发绀和呼吸困难等现象中的 2 种或 2 种以上，或出现大小便失禁、步态不稳或倒地、抽搐、休克、死亡现象之一者，判定供试品不符合规定。

豚鼠过敏性休克试验豚鼠过敏试验属于 I 型超敏反应，是一个经典的动物过敏性休克试验。此型过敏反应发生迅速，又称速发型变态反应，具有严格的特异性以及明显的个体差异特点。过敏反应过

> **请你想一想**
> 过敏反应检查为何要选用豚鼠作为实验动物？

程中肥大细胞、嗜碱性粒细胞等细胞释放多种血管活性介质，作用于效应器官，引起特有症状。本试验主要观察豚鼠的过敏反应现象，重复性好、稳定、过敏现象明显，方法简单。

# 实训十七　右旋糖酐铁注射液过敏反应的测定

## 一、材料与器材

1. 健康豚鼠（体重 250～350g）6 只。
2. 无菌注射器、针头、酒精棉球、解剖用具等。

## 二、实训步骤

**1. 应知**　豚鼠过敏性实验的实训步骤。

**2. 应会**

操作记录表

| 序号 | 步骤 | 操作内容 |
|---|---|---|
| 1 | 供试品的制备 | 取右旋糖酐铁注射液稀释成每毫升中含 2mg（按 Fe 计）的溶液 |
| 2 | 豚鼠的挑选 | 取 ＿＿＿ 只豚鼠，用天平称量体重，标记豚鼠并记录 |
| 3 | 给药 | 1. 致敏注射：取 ＿＿＿ 只豚鼠，隔日每只豚鼠都腹腔注射供试品溶液 ＿＿＿ ml，供注射 ＿＿＿ 次，再次称量豚鼠体重<br>2. 激发注射：将上述豚鼠分成 2 组，每组 3 只，在首次注射的第 ＿＿＿ 天和 ＿＿＿ 天静脉注射供试品溶液 ＿＿＿ ml，进行激发 |
| 4 | 观察记录 | 观察激发后 30 分钟内动物有无过敏反应症状 |
| 5 | 结果判断 | 静脉注射供试品溶液 ＿＿＿ 分钟内，不得出现过敏反应。如在同一只动物上出现竖毛、发抖、干呕、连续喷嚏 3 声、连续咳嗽 3 声、发绀和呼吸困难等现象中的 ＿＿＿＿＿ 种或 ＿＿＿＿＿ 种以上，或出现大小便失禁、步态不稳或倒地、抽搐、休克、死亡现象之一者，判定供试品 ＿＿＿＿＿＿＿ 规定 |

## 目标检测

### 一、选择题

1. 过敏试验首选实验动物为（　　　）。

    A. 小白鼠　　　　B. 家兔　　　　　　　C. 大鼠　　　　　　D. 豚鼠

2. 豚鼠的怀孕期为（　　　）。

    A. 30～40 天　　　B. 40～50 天　　　　　C. 50～60 天　　　　D. 60～70 天

3. 豚鼠每次注射量一般为（　　　）。

    A. 0.1～0.5ml/100g　　　　　　　　　B. 0.5～1ml/100g

    C. 1～1.5ml/100g　　　　　　　　　　D. 1.5～2ml/100g

4. 为了让豚鼠更舒适，垫材可选用（　　　）。

    A. 木屑　　　　　B. 锯末　　　　　　　C. 干草　　　　　　D. 以上都可以

5. 做本实验的豚鼠应健康，体重为 （    ），雌鼠应无孕。

    A. 150～250kg    B. 250～350kg        C. 350～450kg       D. 450～550kg

6. 豚鼠的给药方法不包括 （    ）。

    A. 腹腔注射给药                    B. 豚鼠足跖静脉注射给药

    C. 刀剃法和电推剪法             D. 以上都可以

7. 过敏反应又称变态反应，其主要起因是由于变态反应病患者体内产生了过多的一种特殊的抗体，称免疫球蛋白 （    ）。

    A. IgE          B. IgA            C. IgM          D. IgG

8. 成年豚鼠的体重为 （    ）。

    A. 0.5～1kg    B. 1～1.5kg        C. 1.5～2kg       D. 2～2.5kg

9. 豚鼠的固定与去毛方法为 （    ）。

    A. 上蜡法                        B. 硫化钠法

    C. 刀剃法和电推剪法             D. 以上都可以

10. 静脉注射供试品溶液 （    ） 内，不得出现过敏反应。

    A. 30 分钟      B. 60 分钟        C. 20 分钟       D. 10 分钟

二、思考题

1. 简述过敏性休克的实验原理。

2. 过敏反应将 I 型过敏反应发生的机制划分为哪几个阶段？

3. 什么是过敏反应？

书网融合……

微课            划重点           自测题

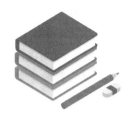

# ▶▶ 项目十　溶血与凝聚检查法

学习目标

**知识要求**

1. **掌握**　溶血与凝聚检验的方法、操作和结果判断。
2. **熟悉**　溶血与凝聚试验设计的原理。
3. **了解**　《中国药典》（2020 年版）溶血与凝聚检验的品种与要求。

**技能要求**

1. 能制备溶血与凝聚 2% 红细胞混悬液。
2. 能正确判断试验结果。
3. 学会分析溶血与凝聚试验中的异常反应。

**情感要求**

1. 通过实验课内容的学习，让学生获得成就感。
2. 培养学生良好的学习方法和学习习惯。
3. 形成科学的学习态度。

## 📋 岗位情景模拟

　　**情景描述**　某中药企业生产了一批注射用双黄连（冻干）粉针剂，根据《中国药典》要求需要进行"溶血与凝聚"检查。要求照《中国药典》（2020 年版）无菌产品溶血与凝聚检查法（通则 1148）检查。

　　讨论　1. 什么是溶血，什么是凝聚反应？
　　　　　2. 如何检查注射用药物的溶血和凝聚反应？

## 📖 任务一　溶血与凝聚基础知识

PPT

### 一、溶血的概述 🔵微课

　　溶血（hemolysis）红细胞破裂，血红蛋白逸出称红细胞溶解，简称溶血。可由多种理化因素和毒素引起。在体外，如低渗溶液、机械性强力振荡、突然低温冷冻（−20～−25℃）或突然化冻、过酸或过碱，以及乙醇、乙醚、皂碱、胆碱盐等均可引起溶血。

　　人血浆的等渗溶液为 0.9% NaCl 溶液，红细胞在低于 0.45% NaCl 溶液中，因水渗入，红细胞膨胀而破裂，血红蛋白逸出。在体内，溶血可由溶血性细菌或某些蛇毒侵入、抗原－抗体反应（如输入配血不合的血液）、各种机械性损伤、红细胞内在（膜、酶）缺陷、某些药物等引起。溶血性细菌，如某些溶血性链球菌和产气荚膜杆菌可导致败血症。疟原虫破坏红细胞和某些溶血性蛇毒含卵磷脂酶，使血浆或红细胞的卵磷脂转变为溶血卵磷脂，使红细胞膜分解。

## 二、凝聚反应

凝聚反应是一种血清学反应。颗粒性抗原（完整的病原微生物或红细胞等）与相应抗体结合，在有电解质存在的条件下，经过一定时间，出现肉眼可见的凝集小块。参与凝集反应的抗原称为凝集原，抗体称为凝集素。可分为直接凝集反应和间接凝集反应两类。玻片法是一种定性试验方法，可用已知抗体来检测未知抗原。若鉴定新分离的菌种时，可取已知抗体滴加在玻片上，将待检菌液一滴与其混匀。

**1. 直接凝集反应** 颗粒状抗原（如细菌、红细胞等）与相应抗体直接结合所出现的凝集现象，分为玻片法和试管法。数分钟后，如出现肉眼可见的凝集现象，为阳性反应。该法简便快速，除鉴定菌种外，尚可用于菌种分型、测定人类红细胞的 ABO 血型等。试管法是一种定量试验的经典方法，可用已知抗原来检测受检血清中有无某抗体及抗体的含量，用来协助临床诊断或供流行病学调查研究。操作时，将待检血清用生理盐水连续成倍稀释，然后加入等量抗原，最高稀释度仍有凝集现象者，为血清的效价，也称滴度，以表示血清中抗体的相对含量。诊断伤寒、副伤寒病的肥达氏反应（Widaltest）、布氏病的瑞特氏反应（Wrighttest）均属定量凝集反应。

**2. 间接凝集反应** 将可溶性抗原（或抗体）先吸附于一种与免疫无关的、一定大小的颗粒状载体的表面，然后与相应抗体（或抗原）作用。在有电介质存在的适宜条件下，即可发生凝集，称为间接凝集反应。用作载体的微球可用天然的微粒性物质，如人（O 型）和动物（绵羊、家兔等）的红细胞、活性炭颗粒或硅酸铝颗粒等；也可用人工合成或天然高分子材料制成，如聚苯乙烯胶乳微球等。由于载体颗粒增大了可溶性抗原的反应面积，当颗粒上的抗原与微量抗体结合后，就足以出现肉眼可见的反应，敏感性比直接凝集反应高得多。

你知道吗

### 溶血症症状

患新生儿溶血症的宝宝会出现各种症状，主要表现为黄疸、肝脾肿大、贫血等。症状轻的进展缓慢，全身状况影响小；严重的病情进展快，出现嗜睡、厌食，甚至发生胆红素脑病或死亡。

**黄疸** 红细胞破坏分解出来的胆红素呈黄色，它可以分布于人的全身，使机体组织的颜色变黄。大多数新生儿出生后都会有黄疸的表现，但当黄疸出现过早、发展过快，或血中胆红素水平过高时，就要注意有发生溶血症的可能。溶血症婴儿的黄疸常于出生后 24 小时内或第 2 天出现。

**贫血** 由于红细胞被破坏，患溶血症的宝宝都有轻重不等的贫血。

**肝脾肿大**　重症溶血时，出现胎儿水肿并可有明显肝脾增大，这种症状多见于 Rh 溶血病。

**胆红素脑病**　血中胆红素水平过高时会损伤脑细胞，引起胆红素脑病，这是溶血病最严重的合并症。一般发生在分娩后 2～7 天，表现为黄疸加重，患儿出现神经系统症状，如嗜睡、喂养困难、双眼凝视、惊厥等。如不及时治疗，可致死亡或有运动功能障碍、智能落后等后遗症。

**发热**　可能是小儿溶血后机体的一种反应，也可能是较严重的胆红素脑病引起的。热度也许不一定很高，但如果是因后者而发热，说明病情已比较严重。

一般情况下 ABO 血型溶血症状很轻，孩子出生后大多不需要特殊治疗，只要及时进行蓝光照射和药物治疗，孩子病情都可以缓解，即使是严重的 Rh 溶血病，若及时进行换血，绝大多数宝宝也都能转危为安。

## 任务二　家兔的挑选与饲养

PPT

### 一、家兔的挑选

家兔的饲养首先要观察兔子的整体状况，然后再对各部位进行细致的观察。

1. 观察兔子的眼部周围是否干净，眼睛是否明亮。假如眼部周围有较多眼屎，眼睛也比较无神的话，不太建议选择。

2. 鼻子不应有鼻水流出，不过若是在抱起它并同它玩耍了一段时间后鼻子才开始有点湿的话则属正常，这是因为它们紧张又或受惊所引致。此外若无受到外界刺激，兔子出现打喷嚏的情况也要注意。

3. 检查兔子的耳道内是否干净，闻一下耳朵里面有无异味。

4. 拨开兔子的被毛观察一下皮肤的情况，看看皮肤是否干燥，身上有无红点，或是部分位置有无脱毛的现象。如果有皮肤病的问题不要选择。

5. 看看兔子的牙齿是否健康，可问贩卖者要一点食物，看兔子进食时有无异常情况。

6. 尽量选择体格较好、躯体匀称、肌肉结实、背毛平顺密集、柔软光亮、行动灵活、敏捷、反应迅速的兔子，要有一定的警惕性，太过木讷不建议选择。

7. 健康兔子的粪便呈颗粒状、椭圆形，大小均匀，表面圆润光滑。可检查兔子屁股周围是否干净，如果很脏且带有粪便不建议选择。注重细节，有健康隐患的不宜选择。

8. 最好触摸一下兔子的全身，同时应注意家兔皮肤温度、湿度、弹性、有无肿胀及外伤等。

9. 健康兔子的腹部柔软并有一定弹性，若触摸时兔出现不安、腹肌紧张且有震颤多见于腹膜炎。而腹腔积液时，触摸有波动感。

10. 测体温、测脉搏、测呼吸数。体温测定一般采取肛门测温法，兔子的正常体温为 38～39℃，并且小兔的体温高于成年兔，成年兔高于老兔。如果体温升高到 40～41℃那么就要注意了，而体温过低同样是不健康的表现。兔子的脉搏多在大腿内侧近端的股动脉上进行检测，也可直接触摸心脏。健康兔的脉搏数为 120～150 次/分。脉搏数增加是热性病、传染病的表现。健康兔呈胸腹式呼吸，要观察胸壁或肋弓的起伏，每分钟为 50～80 次。患病兔呼吸数增加或减少，会出现异常声音。当出现胸式呼吸时，说明病变在腹部，如腹膜炎；出现腹式呼吸时，说明病变在胸部，如胸膜炎。

## 二、家兔的饲养

在饲养种兔过程中，由于捕捉、装笼、装车、运输以及饲养环境的改变等因素，容易刺激种兔发生应激反应，造成损失。

**1. 养好种兔，加强饲养**　适当增加蛋白质含量高的精饲料和富含维生素与矿物质的饲料，供给清洁的饮水，并加喂夜草。注意笼养公、母兔要适当运动，每周至少运动两次，每次 1 小时左右。增加光照，补充人工光照，以使刚过盛夏而体质瘦弱的家兔恢复体力。

**2. 抓好秋繁，整顿兔群**　对种兔群进行一次全面调整，选择繁殖力强、生产性能高、母性好的母兔继续留作种用，及早淘汰老、弱、病、残兔。合理利用壮年种公兔，1 天可配两次，连配两天休息 1 天。初配公兔隔一天配 1 次。选择生产性能好、繁殖力强、后代整齐的兔子留作种用，充实到兔群中。

**3. 加强管理，防止流产**　母兔怀孕后要一兔一笼，不要无故捕捉和随便移动母兔。母兔产仔前，把已消毒好的产仔箱放入兔笼内，供其拉毛筑巢。母兔产仔完毕，应将胎衣、死胎及被血水污染的垫草和兔毛及时清理干净，供给加少许食盐的麸皮水或温米汤。

**4. 搞好防疫，预防常见病**　加强对家兔常见病的防治，兔舍和兔笼定期打扫并消毒，对家兔定期驱虫，同时做好兔瘟、兔巴氏杆菌病等传染病的防疫工作。还要严防球虫病的暴发和加强对疥癣病的预防。把 0.1% 的鲜尔康粉剂，加入饲料中喂兔，连喂7 天左右，可防多种肠胃病，疾病发生率可减少 90%。为防止发生乳腺炎和子宫内膜炎，可在母兔产后 3 天内喂些抗生素药物。

## 📖 任务三　溶血与凝聚检定

PPT

### 一、兔血液的制备

1. 取 2ml 的弗氏完全佐剂加到 2ml 的溶于 PBS 的纯化抗原中，使之乳化。用 3ml 注射器抽取此乳化液，接上 22G 注射针头，排出注射器中的气泡。

2. 将兔子赶在固定架上，用一只手抓住兔的颈背部毛皮，另一只手托住兔的后腿及臀部，将兔束紧固定以使其后肢不能伸张，用70%乙醇对所要注射的区域进行清洁消毒，在后肢大腿肌内进针约1cm深，每条大腿肌内最多注射0.5ml乳化液。

3. 四周后，用1mg的混溶干弗氏不完全佐剂的抗原乳化液（1∶1）对兔进行肌内加强免疫注射，操作步骤同1和2，初次加强免疫后2周再次进行加强免疫注射。

4. 第二次加强免疫注射10天后，从兔的耳缘静脉处放血。①先将兔固定在固定架上（固定紧），使其耳朵伸出，用70%乙醇洗洁消毒一侧耳朵。②将兔耳置于热灯之下，用手指轻轻地拍打兔耳；1~2分钟内兔耳上的血管即会充分地充盈。③用一消毒过的解剖刀的锋尖在兔耳缘静脉上迅速划一长约0.5cm的小口，收集兔血于50ml的塑料离心管中，直至伤口不再流血为止。④使兔血顺管壁下落，以避免发生溶血。

5. 将兔耳擦拭干净，涂以70%乙醇，在耳朵伤口上涂一层凡士林，以减轻由乙醇产生的皮肤刺激感。

6. 将兔血在室温下静置数小时后置4℃过夜，用一木质的拨棒将血凝块轻轻地挑松并使之由离心管的侧壁脱落，将血移到合适的离心管中，5000g离心10分钟，去除残留的红细胞及其他碎片。

7. 每两星期进行进一步的加强免疫。每次加强免疫后10天，可采集一次兔血，兔的两只耳朵可轮流交替进行采血。

8. 采用ELISA法或RIA法对血清中的特异性抗体进行滴度测定。

## 二、供试品的处理

**1. 2%红细胞混悬液的制备** 取健康家兔血液，放入含玻璃珠的锥形瓶中振摇10分钟，或用玻璃棒搅动血液，以除去纤维蛋白原，使成脱纤血液。加入0.9%氯化钠溶液约10倍量，摇匀，每分钟1000~1500转离心15分钟，除去上清液，沉淀的红细胞再用0.9%氯化钠溶液按上述方法洗涤2~3次，至上清液不显红色为止。将所得红细胞用0.9%氯化钠溶液制成2%的混悬液，供试验用。

**2. 凝聚反应阳性对照物的制备** 于临用前取适量明胶，以0.9%氯化钠溶液为溶剂，置于沸水浴中充分溶解后配制成3%的溶液。

**3. 供试品溶液的配制** 除另有规定外，按各品种项下规定的浓度配制成供试品溶液。

## 三、溶血与凝聚检查法

取洁净玻璃试管5只，编号，1、2号管为供试品管，3号管为阴性对照管，4号管为阳性对照管，5号管为供试品对照管。按表10-1所示依次加入2%红细胞悬液、0.9%氯化钠溶液、纯化水，混匀后，立即置37℃±0.5℃的恒温箱中进行温育。3小时后观察溶血和凝聚反应。

表 10 - 1　溶血与凝聚检查加试剂量

| 试管编号 | 1、2 | 3 | 4 | 5 |
| --- | --- | --- | --- | --- |
| 2%红细胞悬液（ml） | 2.5 | 2.5 | 2.5 | |
| 0.9%氯化钠溶液（ml） | 2.2 | 2.5 | | 4.7 |
| 蒸馏水（ml） | | | 2.5 | |
| 供试品溶液（ml） | 0.3 | | | 0.3 |

如试管中的溶液呈澄明红色，管底无细胞残留或有少量红细胞残留，表明有溶血发生；如红细胞全部下沉，上清液无色澄明，或上清液虽有色澄明，但1、2号管和5号管肉眼观察无明显差异，则表明无溶血发生。若溶液中有棕红色或红棕色絮状沉淀，轻轻倒转3次仍不分散，表明可能有红细胞凝聚发生，应进一步置显微镜下观察，如可见红细胞聚集为凝聚。

### 四、溶血与凝聚的结果判断

当阴性对照管无溶血和凝聚发生，阳性对照管有溶血发生，若2支供试品管中的溶液在3小时内均不发生溶血和凝聚，判定供试品符合规定；若有1支供试品管的溶液在3小时内发生溶血和（或）凝聚，应设4支供试品管进行复试，其供试品管的溶液在3小时内均不得发生溶血和（或）凝聚，否则判定供试品不符合规定。

### 五、注意事项

若有红细胞凝聚现象，在试管振荡后又能均匀分散，或将凝聚物放在载玻片上，加上盖玻片，在盖玻片边缘加2滴生理氯化钠溶液，在显微镜下观察，凝聚红细胞能被冲散者为假凝聚；若凝聚物不被摇散或在玻片上不被冲散者为凝聚。

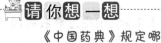
**请你想一想**
《中国药典》规定哪些药药品应做溶血与凝聚检查？

## 实训十八　注射用双黄连（冻干）的溶血与凝聚检查

### 一、材料与器材

1. 实验用药品、75%乙醇、生理氯化钠溶液。
2. 天平、注射器（1ml）、棉球、离心机、锥形瓶、玻璃珠、恒温箱、试管。
3. 家兔饲养装置。

### 二、实训步骤

**1. 应知**　药物溶血与凝聚检查的操作步骤。

**2. 应会**

操作记录表

| 序号 | 步骤 | 操作内容 |
|---|---|---|
| 1 | 供试品的制备 | 取本品 600mg，用生理氯化钠溶液溶解并稀释成 20ml 摇匀，作为供试品液 |
| 2 | 2% 红细胞悬液的制备 | 取兔血数毫升，放盛有玻璃珠的锥形瓶中，振摇 ____ 分钟，除去纤维蛋原使成脱纤血，加约 ____ 倍量的生理氯化钠溶液，摇匀，离心除去上清液，沉淀的红细胞再用生理氯化钠溶液洗涤 _____ 次，至上清液不显红色时为止，将所得的红细胞用生理氯化钠溶液配成浓度为 2% 的混悬液，即得 |

| 3 | 检查法 | |

| 2% 红细胞悬液（ml） | 2.5 | 2.5 | 2.5 | 2.5 | 2.5 | 2.5 |
|---|---|---|---|---|---|---|
| 0.9% 氯化钠溶液（ml） | 2.0 | 2.1 | 2.2 | 2.3 | 2.4 | 2.5 |
| 供试品溶液（ml） | 0.5 | 0.4 | 0.3 | 0.2 | 0.1 | 0.0 |

取洁净试管 ____ 只，按上表中的配比量依次加入 2% 红细混悬液和生理氯化钠溶液，混匀，于 37℃ 恒温箱中放置 ____ 分钟，再按表中的配比量分别加入供试品液，摇匀，置 37℃ 恒温箱中，分别于 ____、____、____、____、____ 分钟进行观察，以 3 号试管为基准，以 6 号试管为阴性对照

| 4 | 观察记录 | 如试管中的溶液呈澄明红色，管底无细胞残留或有少量红细胞残留，表明 _____ 发生；如红细胞全部下沉，上清液无色澄明，或上清液虽有色澄明，但 1、2 号管和 5 号管比色肉眼观察无明显差异，则表明 _____ 发生 |
| 5 | 结果判断 | 本品在 ____ 小时之内不得出现溶血或红细胞凝聚，否则判断产品不符合规定 |

# 目标检测

**一、选择题（1~9 题为单选题，10 题为多选题）**

1. 血浆的等渗溶液为（　　）。

    A. 0.9% NaCl 溶液               B. 1% NaCl 溶液

    C. 1.1% NaCl 溶液              D. 1.2% NaCl 溶液

2. 红细胞在低于（　　）溶液中，红细胞会膨胀而破裂。

    A. 0.5% NaCl                  B. 0.4% NaCl

    C. 0.45% NaCl                 D. 0.1% NaCl

3. 兔正常体温为（　　），并且小兔的体温高于成年兔，成年兔高于老兔。

    A. 37~39℃                    B. 38~39℃

    C. 37~38℃                    D. 39~40℃

4. 健康兔的脉搏数为（　　）。

    A. 110~120 次/分            B. 120~130 次/分

    C. 120~140 次/分            D. 120~150 次/分

5. 健康兔呈胸腹式呼吸，要观察胸壁或肋弓的起伏，每分钟为（　　）。

    A. 50~80 次                  B. 40~80 次

    C. 50~70 次                  D. 50~60 次

6. 家兔的饲养需注意（　　）。

    A. 观察兔子的眼部周围是否干净，眼睛是否明亮

    B. 鼻子应有鼻水流出

    C. 检查兔子的耳道内是否干净

    D. 看看皮肤是否干燥，身上有无红点如果有皮肤病的问题不要选

7. 凝聚反应是一种（　　）。

    A. 血清学反应　　B. 化学反应　　　　C. 物理反应　　　　D. 生化反应

8. 加强免疫的时间一般是（　　）。

    A. 3～4 天　　　　B. 一周　　　　　　C. 两周　　　　　　D. 一个月

9. 供试品的处理中一般选用（　　）红细胞混悬液的制备。

    A. 1%　　　　　　B. 2%　　　　　　　C. 3%　　　　　　　D. 4%

10. 试管中的溶液呈澄明红色，管底无细胞残留或有少量红细胞残留，表明有（　　）发生。

    A. 溶血　　　　　B. 凝血　　　　　　C. 无现象　　　　　D. 过敏

二、思考题

1. 简述溶血与凝聚检查法。

2. 溶血可分为几类？

3. 简述兔血液的制备。

---

书网融合……

  微课　　　　　　　　划重点　　　　　　　　自测题

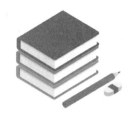

# 项目十一 抗生素效价微生物测定法

## 学习目标

**知识要求**

1. **掌握** 抗生素标准品、供试品、单位的含义。
2. **掌握** 二剂量法测定抗生素效价的原理、步骤。
3. **熟悉** 二剂量法结果处理方法。

**技能要求**

1. 学会精确制备抗生素标准品与供试品溶液；用管碟法中的二剂量法测定抗生素效价。
2. 能够正确测量抑菌圈大小、处理试验数据、判断试验结果；准确书写检验报告。

**情感要求**

1. 培养学生严谨、细致、求实的工作态度。
2. 培养学生形成独立操作与独立思考的习惯。
3. 培养学生精益求精的工匠精神。

## 岗位情景模拟

**情景描述** 某药业生产了一批乙酰螺旋霉素片，为了知道这批乙酰螺旋霉素片的抗菌效力，需要进行效价检查。要求照《中国药典》(2020 年版) 抑菌效力检查法（通则 1121）检查。

**讨论** 1. 用什么方法测定乙酰螺旋霉素片的效价？

2. 效价测定对环境、操作员有什么要求？

## 任务一 抗生素基础知识

PPT

抗生素是由微生物生成的极微量并具有选择性地杀死或抑制其他生物或肿瘤、细胞生长的一类天然有机化合物，是医疗中广泛使用的药品，对其活性成分的检定在临床应用中具有重要的指导作用。有些抗生素的效价可以用理化方法测定，也有些抗生素的效价必须由微生物法检定。

抗生素微生物检定法系在适宜条件下，根据量反应平行线原理设计，通过检测抗生素对微生物的抑制作用，计算抗生素活性（效价）的方法。测定结果经计算所得的效价，如低于估计效价的 90% 或高于估计效价的 110% 时，应调整其估计效价，重新试验。除另有规定外，本法的可信限率不得大于 5%。

## 一、抗生素效价

效价（$R$）是指抗生素有效成分的含量，即在同一条件下由抗生素的供试品和标准品的抗菌活性的比值得出的百分数。

### （一）抗生素标准品

抗生素的标准品是与供试品同质、纯度较高、用来测定抗生素效价的样品。抗生素标准品包括国际标准品和国家标准品。抗生素的国际标准品由世界卫生组织邀请有条件的国家检测机构或药厂协作标定后，由生物检定专家委员会最后通过决定。国际标准品供各国检定国家标准品时使用，不用于常规检验。

国家标准品是各国指定的机构选定一批性质完全相同的药品与国际标准品进行比较，定出它的效价，统一向全国的检定、科研、教育、生产单位分发，作为检定产品效价时使用。

我国的抗生素标准品由中国药品生物检定所标定效价单位。《中国药典》（2020 年版）规定抗生素效价微生物检定法的品种都有它的标准品（S）。S 都有标示效价，以效价单位（$u$）表示，其含义和相应的国际标准品的效价单位一致。

### （二）抗生素供试品

抗生素供试品（T）或（U）是供检定其效价的抗生素样品，它的活性组分应与标准品基本相同。供试品的效价表示如下：$A_T$ 或 $A_U$，T 或 U 为检定前的标示含量或对其效价的估计值，即 $A_T$、$A_U$ 是供试品的标示量或估计效价。

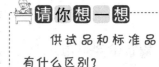

请你想一想

供试品和标准品有什么区别？

$P_T$、$P_U$ 是经过检定测得的 T、U 的效价单位数，以 U/mg、U/ml 等表示，称测得效价。$R$ 是 $P_T$ 和 $A_T$ 的比值。

### （三）抗生素效价单位

单位是衡量抗生素有效成分的尺度，是效价的表示方法。

抗生素的效价单位根据其各自形成和发展的实际情况有不完全相同的含义。一般可分为四种表示方法。

**1. 质量单位**　以抗生素的生物活性部分（不包括无活性的酸根部分）的质量作为效价单位。$1\mu g = 1U$，$1mg = 1000U$。如硫酸链霉素、盐酸土霉素、硫酸卡那霉素、硫酸庆大霉素、乳酸红霉素等大部分抗生素都是用质量单位表示。用这种方法表示不同酸根的同一抗生素的效价单位时，虽然抗生素称重不同，只要单位一样，则表示其有效部分的质量是一样的。

如硫酸链霉素抗菌活性是以链霉素效价单位表示的，其链霉素的效价单位是以具活性成分链霉素碱的"活性"质量表示的，即 1 链霉素效价单位 = 1 微克链霉素碱，这里是"活性微克"，而不是"质量微克"。

**2. 类似质量单位** 以纯粹抗生素盐类的质量（包括无生物活性的酸根部分）作为效价单位。$1\mu g = 1U$，$1mg = 1000U$。如四环素、新生霉素等抗生素以此种方式表示效价单位，这是根据国际使用习惯而来的，如 $1mg$ 氯霉素作 $1000U$ 计。

**3. 质量折算单位** 以特定的纯粹抗生素盐的某一质量作为效价单位加以折算，如青霉素的单位，最初是指定在 $50ml$ 肉汤培养基内能够完全抑制金黄色葡萄球菌生长的青霉素的最小量为 $1U$，后来制得纯品，这一量相当于青霉素 G 钠盐 $0.5988\mu g$。因而国际上一致认定 $0.5988\mu g$ 为 $1U$，则 $1mg = 1670U$；又如硫酸黏菌素指定 $4.88 \times 10^{-5}mg$ 为 $1U$，则 $1mg$ 硫酸黏菌素相当于 $20500U$。

**4. 特定单位** 以特定的抗生素样品的某一质量作为效价单位，经国家有关机构认可而定的。如特定的一批杆菌肽称重 $0.018mg$ 为 $1U$，即 $1mg = 55U$；又如制霉菌素，第一批标准品 $1mg = 3000U$。

## 二、抗生素微生物检定法种类

抗生素微生物检定法是利用抗生素在低微浓度下有选择地抑制或杀死微生物的特点，以抗生素的抗菌活性为指标，来衡量抗生素中的有效成分效力的方法。包括管碟法、浊度法和稀释法。

**1. 管碟法** 系利用抗生素在琼脂培养基内的扩散作用，采用量反应平行线原理的设计，比较标准品与供试品两者对接种的试验菌产生抑菌圈的大小，以测定供试品效价的一种方法。多用于抗生素药物的含量（效价）测定。

在琼脂培养基没有凝固前，接种试验菌，凝固后，在琼脂培养基上加小钢管，将标准品和供试品滴加在小钢管内，在适宜的温度下，经过一定时间的培养后，抗生素会向培养基中扩散，凡抑菌浓度所能到达之处，试验菌不能生长而呈现出透明的抑菌范围。此范围呈圆形，称作抑菌圈。图 11-1 展示的是管碟法中的二剂量法形成的抑菌圈形态。

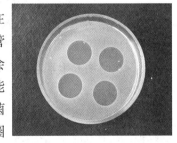

图 11-1 二剂量法形成的抑菌圈

**2. 浊度法** 系利用抗生素在液体培养基中试验菌生长的抑制作用，通过测定培养后细菌浊度值的大小，比较标准品与供试品对试验菌生长抑制的程度，以测定供试品效价的一种方法。

**3. 稀释法** 通过监测等量的试验菌菌液在不同浓度的抗生素液体培养基中的生长情况，观察含不同浓度抗生素的液体培养基中有无细菌生长，从而测定抗生素最低抑菌浓度（MIC）的方法。现已不用来测定抗生素效价，而是用来测定抗生素的最低抑菌浓度和杀菌浓度。

《中国药典》（2020 年版）采用管碟法和浊度法测定抗生素效价。本项目主要介绍管碟法。

**请你想一想**

管碟法、浊度法、稀释法有什么区别？

### 三、管碟法

#### （一）测定原理

**1. 抑菌圈的形成**　将不锈钢小管（牛津杯）放置在含敏感试验菌的琼脂培养基上，将抗生素液滴入牛津杯中，抗生素分子随溶剂向培养基内呈球面状扩散。同时将培养基置入适宜试验菌生长的培养箱中，琼脂培养基中的试验菌开始生长。抗生素分子在琼脂培养基中的浓度随离开牛津杯的距离增大而降低，一段时间后，在牛津杯周围形成一个能有效抑制试验菌生长的范围，即抑菌圈。在一定抗生素液浓度范围内，随牛津杯中加入抗生素液的浓度增加，抑菌圈增大，呈一定的线性关系。影响抑菌圈形成的影响因素如下。

（1）抑菌圈圆正的影响因素及控制　在试验过程中，抑菌圈出现破裂或呈卵圆形、椭圆形等不正常形状时，可以从以下几个方面进行分析和调整。

1）小钢管两端面不够平，使抗生素漏出，破坏了均匀扩散现象。双碟底面不平或制备琼脂培养基平板时工作台不是水平的，可造成基层厚度不均匀，因此应尽量选择同一批次的钢管，两端面不同的切勿混用；挑选底平的双碟，调整工作台的水平。

2）玻璃双碟、钢管、钢管放置器等被抗生素液污染，会使抑菌圈破裂，有时甚至使试验菌被抑制，因此，实验器材都要严格清洗并灭菌后使用，在整个试验中要严格防止抗生素污染。

3）在制备琼脂培养基菌层时，培养基温度过高或受热时间过长，可造成试验菌部分被杀死或全部被杀死，使抑菌圈破裂甚至无菌。控制方法是根据菌种要求不同，将培养基均匀降温，温度达到平衡后，再加入试验菌。

4）在滴加抗生素溶液至钢管内时，要防止滴在小钢管外，且控制滴加的量基本相同，不能溢出。

5）琼脂培养基上钢管间隔距离太小而抑菌圈较大时，会形成互相影响的卵圆形或椭圆形的抑菌圈。调整抑菌圈的直径可解决此问题。如增加菌层培养基内的试验菌量、降低抗生素溶液的浓度等。

6）双碟培养过程中，温度不均匀，双碟上细菌生长速度不一致，造成抑菌圈太小或不圆，影响抗生素在琼脂培养基内的扩散系数。因此双碟不宜摆放过于密集，保证受热均匀。

（2）抑菌圈边缘清晰度的影响因素及控制

1）抗生素对试验菌抑菌作用或杀菌作用的强弱能影响抑菌圈边缘清晰度，因此应通过预试验找到合适的浓度。另外标准品和供试品的配制应平行操作。

2）培养基的质量、pH、盐浓度以及缓冲液的pH、盐浓度的调节均可用于控制抑菌圈的大小与清晰度。严格按照药典中试验设计表中的要求选择缓冲液和培养基的种类、pH，另外培养基配方中的任意一种更换批次或品牌，都需要进行预试验。

3）试验菌的菌龄和菌层培养基内试验菌的菌量。菌龄老化或被污染后加入试验，培养后常使抑菌圈模糊，图 11 - 2 所示即为菌种被污染后呈现的现象。一般用经过纯化的菌种，转种后经 18 ~ 20 小时的培养物为好，芽孢悬液以新鲜配制的为好。菌层培养基内试验菌的菌量过少时，抑菌圈边缘模糊不清，过多时抑菌圈太小且影响试验的灵敏度，因此浓度应控制在规定范围内。

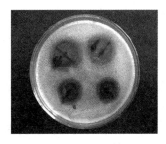

图 11 - 2  菌种被污染后呈现的现象

4）双碟的培养时间不足或过长会造成抑菌圈边缘模糊或不整齐，因此培养时间应严格控制在规定时间内。

**2. 扩散动力学公式**  抗生素在琼脂培养基内可以用琼脂球面扩散动力学公式表示：

$$\log M = (1/9.21DT)\ r^2 + \log\ (C4\pi cDTH)$$

式中，$D$ 为扩散系数，$mm^2/h$；$T$ 为抗生素扩散时间（近似细菌生长到肉眼可见的时间），h；$M$ 为管中抗生素的量，$\mu g$ 或 u；$r$ 为管中心到抑菌圈边缘距离，mm；$c$ 为最低抑菌浓度，$u/mm^3$；$H$ 为琼脂层厚度，mm。

**（二）管碟法分类**

管碟法根据试验设计的不同，分为一剂量法（标准曲线法）、二剂量法和三剂量法。

**1. 一剂量法**  抗生素抑菌圈的直径和抗生素浓度的对数成直线关系。如果先用标准品绘出各种剂量对数值与抗生素抑菌圈的直径的标准曲线，然后测出检品的抑菌圈直径，在标准曲线上查出该反应值对应的相应的标准品剂量的对数，即可求得效价，测出标准品的单位。这种方法的特点是：操作同二剂量法，但计算部分不同，结果不精确；每测一次供试品，就要制备一次标准曲线；所用标准品数量多，费用高。

**2. 二剂量法**  将标准品和供试品配制成高、低两种剂量，在同一含试验菌的琼脂培养基上进行比较，根据两种剂量四种溶液所产生的抑菌圈大小，计算出供试品的效价。

**3. 三剂量法**  指标准品和供试品分别配制成高、中、低三种剂量，取不少于 6 个培养皿，分别注入底层和菌层后，各以等距放入 6 个小钢管（牛津杯），最后将高中低三种剂量的标准品和供试品分别滴加到各个小钢管（牛津杯）中，在规定温度下培养，再按生物检定统计法进行可靠性测定及效价计算。

其中二剂量法使用最多，本项目重点介绍二剂量法。

**（三）二剂量法测定抗生素效价**

**1. 测定流程**

（1）标准品溶液和供试品溶液的制备。

（2）双碟的制备。

（3）按要求滴加标准品和供试品至小钢管内。

（4）培养。

（5）抑菌圈测量。

(6) 计算结果。

(7) 书写检验报告。

**2. 二剂量法结果计算**　本法按公式计算所得的效价，如低于估计效价的 90% 或高于估计效价的 110% 时，则检验结果仅作为初试，应调整供试品的估计效价，予以重试。

**3. 二剂量法试验结果误差分析**　由于本试验的影响因素较多，为了考虑试验结果的可靠性，需采用生物检定统计法对数据进行可靠性测定、可信限率的计算，来判断试验结果是否可靠、有效或者需要复试。

(1) 可靠性测验　是运用统计学原理，通过方差分析做 $F$ 测验，判断试验假设是否有效、试验是否可靠。只有可靠性试验符合规定，才能按有关公式计算供试品的效价和可信限。可靠性测验不符合规定时，不能计算效价，应重新设计试验。二剂量法试验结果的可靠性测验项目如下。

1) 试品间期望无显著意义（$P > 0.05$）　本项是用于观察标准品 S 与供试品 U 结果是否有显著差别。如差别显著，表明对 U 效价估计不准而引起的。S 与 U 之间差别大，将影响整个试验误差。

2) 回归应非常显著（$P < 0.01$）　本项表示 S 或 U 是否在一定浓度范围内随剂量增大，抑菌圈增大，或者说效果更显著，且成一定的线性关系。反应随剂量呈现规律的变化而均匀分布在一条直线上，不与横轴平行，证明直线性好。

3) 偏离平行应不显著（$P > 0.05$）　本项是用以验证 S 与 U 两条直线是否偏离平行线。若统计得 $P > 0.05$，说明偏离平行不显著，从而验证 S 与 U 为平行线关系，进一步说明 S 和 U 性质差异不大。

4) 剂量间的差异应显著（$P < 0.05$）　用于考核不同剂量所致的反应是否有明显的差别。如随着剂量的增加反应亦明显增加，即试验的结果差别显著，则可提高检定的灵敏度，减少试验误差。如差别不显著，应当重新调整剂量或调整试验方法。

5) 碟间差异期望差异应不显著（$P > 0.05$）　用以测试试验中平行一组双碟之间误差是否很小，以使总的试验误差减少，故当 $P > 0.05$ 时，表示差异不显著。

(2) 可信限与可信限率　可信限（FL）和可信限率（FL%）表示检定结果的精确度；是在 95% 的概率水平下从样品的检定结果估计其真实结果的所在范围。可信限范围越小、可信限率越低，检定结果的精确度越高，反之精确度越低。各品种的检定方法项下都有其可信限率的规定，如果检定结果不符合规定，可调整对供试品的估计效价或调节剂量，重复试验以降低可信限率。

对同批供试品重复试验所得 $n$ 次试验结果（包括 FL% 超过规定的结果），可以按试验结果的合并计算法算得 $P_T$ 的均值及其 FL% 作为检定结果。

除药典另有规定外，本法的可信限率不得大于 5%。

## 四、试验设计

根据不同药品质量标准项下规定的检测方法，再参照《中国药典》（2020 年版）

"通则1201" 中规定的试验条件进行设计，见表11–1。

表 11 –1　抗生素微生物检定试验设计表

| 抗生素类别 | 试验菌 | 培养基 | | 灭菌缓冲液 pH | 抗生素浓度范围单位（ml） | 培养条件 | |
|---|---|---|---|---|---|---|---|
| | | 编号 | pH | | | 温度（℃） | 时间（小时） |
| 链霉素 | 枯草芽孢杆菌 [CMCC（B）63501] | I | 7.8~8.0 | 7.8 | 0.6~1.6 | 35~37 | 14~16 |
| 卡那霉素 | 枯草芽孢杆菌 [CMCC（B）63501] | I | 7.8~8.0 | 7.8 | 0.9~4.5 | 35~37 | 14~16 |
| 阿米卡星 | 枯草芽孢杆菌 [CMCC（B）63501] | I | 7.8~8.0 | 7.8 | 0.9~4.5 | 35~37 | 14~16 |
| 巴龙霉素 | 枯草芽孢杆菌 [CMCC（B）63501] | I | 7.8~8.0 | 7.8 | 0.9~4.5 | 35~37 | 14~16 |
| 核糖霉素 | 枯草芽孢杆菌 [CMCC（B）63501] | I | 7.8~8.0 | 7.8 | 2.0~12.0 | 35~37 | 14~16 |
| 卷曲霉素 | 枯草芽孢杆菌 [CMCC（B）63501] | I | 7.8~8.0 | 7.8 | 10.0~40.0 | 35~37 | 14~16 |
| 磺苄西林 | 枯草芽孢杆菌 [CMCC（B）63501] | I | 6.5~6.6 | 6.0 | 5.0~10.0 | 35~37 | 14~16 |
| 去甲万古霉素 | 枯草芽孢杆菌 [CMCC（B）63501] | VIII | 6.0 | 6.0 | 9.0~43.7 | 35~37 | 14~16 |
| 庆大霉素 | 短小芽孢杆菌 [CMCC（B）63202] | I | 7.8~8.0 | 7.8 | 2.0~12.0 | 35~37 | 14~16 |
| 红霉素 | 短小芽孢杆菌 [CMCC（B）63202] | I | 7.8~8.0 | 7.8 | 5.0~20.0 | 35~37 | 14~16 |
| 新霉素 | 金黄色葡萄球菌 [CMCC（B）26003] | II | 7.8~8.0 | 7.8[3] | 4.0~25.0 | 35~37 | 14~16 |
| 四环素 | 藤黄微球菌 [CMCC（B）28001] | II | 6.5~6.6 | 6.0 | 10.0~40.0 | 35~37 | 14~16 |
| 土霉素 | 藤黄微球菌 [CMCC（B）28001] | II | 6.5~6.6 | 6.0 | 10.0~40.0 | 35~37 | 16~18 |
| 金霉素 | 藤黄微球菌 [CMCC（B）28001] | II | 6.5~6.6 | 6.0 | 4.0~25.0 | 35~37 | 16~18 |
| 氯霉素 | 藤黄微球菌 [CMCC（B）28001] | II | 6.5~6.6 | 6.0 | 30.0~80.03 | 35~37 | 16~18 |
| 杆菌肽 | 藤黄微球菌 [CMCC（B）28001] | II | 6.5~6.6 | 6.0 | 2.0~12.0 | 35~37 | 16~18 |
| 黏菌素 | 大肠埃希菌 [CMCC（B）44103] | VI | 7.2~7.4 | 6.0 | 614~2344 | 35~37 | 16~18 |
| 两性霉素 B[1] | 啤酒酵母菌 [AUCC9763] | IV | 6.0~6.2 | 10.5 | 0.5~2.0 | 35~37 | 24~36 |
| 萘替米星 | 短小芽孢杆菌 [CMCC（B）63202] | I | 7.8~8.0 | 7.8 | 5~20 | 35~37 | 14~16 |

| 抗生素类别 | 试验菌 | 培养基 | | 灭菌缓冲液 pH | 抗生素浓度范围单位（ml） | 培养条件 | |
|---|---|---|---|---|---|---|---|
| | | 编号 | pH | | | 温度（℃） | 时间（小时） |
| 西索米星 | 短小芽孢杆菌[CMCC（B）63202] | Ⅰ | 7.8～8.0 | 7.8 | 5～20 | 35～37 | 14～16 |
| 阿奇霉素 | 短小芽孢杆菌[CMCC（B）63202] | Ⅰ | 7.8～8.0 | 7.8 | 0.5～20 | 35～37 | 16～18 |
| 磷霉素 | 藤黄微球菌[CMCC（B）28001] | Ⅱ | 7.8～8.0 | 7.8 | 5～20 | 35～37 | 18～24 |
| 乙酰螺旋霉素② | 枯草芽孢杆菌[CMCC（B）63501] | Ⅱ | 8.0～8.2 | 7.8 | 5～403 | 35～37 | 14～16 |
| 妥布霉素 | 枯草芽孢杆菌[CMCC（B）63501] | Ⅰ | 7.8～8.0 | 7.8 | 1～4 | 35～37 | 14～16 |
| 罗红霉素 | 枯草芽孢杆菌[CMCC（B）63501] | Ⅱ | 7.8～8.0 | 7.8 | 5～10 | 35～37 | 16～18 |
| 克拉霉素 | 短小芽孢杆菌[CMCC（B）63202] | Ⅰ | 7.8～8.0 | 7.8 | 2.0～8.0 | 35～37 | 14～16 |
| 大观霉素 | 肺炎克雷伯菌[CMCC（B）46117] | Ⅱ | 7.8～8.0 | 7.0 | 50～200 | 35～37 | 16～18 |
| 吉他霉素 | 枯草芽孢杆菌[CMCC（B）63501] | Ⅱ④ | 8.0～8.2 | 7.8 | 20～40 | 35～37 | 16～18 |
| 麦白霉素 | 枯草芽孢杆菌[CMCC（B）63501] | 营养琼脂培养基 | 8.0～8.2 | 7.8 | 5～40 | 35～37 | 16～18 |
| 小诺霉素 | 枯草芽孢杆菌[CMCC（B）63501] | Ⅰ | 7.8～8.0 | 7.8 | 0.5～2.0 | 35～37 | 14～16 |
| 多黏菌素 B | 大肠埃希菌[CMCC（B）44103] | 营养琼脂培养基 | 6.5～6.6 | 6.0 | 1000～4000 | 35～37 | 16～18 |
| 交沙霉素 | 枯草芽孢杆菌[CMCC（B）63501] | Ⅱ | 7.8～8.0 | 7.8 | 7.5～30 | 35～37 | 14～16 |
| 丙酸交沙霉素 | 枯草芽孢杆菌[CMCC（B）63501] | Ⅱ | 7.8～8.0 | 7.8 | 20～80 | 35～37 | 14～16 |
| 替考拉宁 | 枯草芽孢杆菌[CMCC（B）63501] | Ⅱ | 6.5～6.6 | 6.0 | 20～40 | 35～37 | 14～16 |
| 万古霉素 | 枯草芽孢杆菌[CMCC（B）63501] | Ⅷ | 6.0 | 6.0 | 2.5～12.5 | 35～37 | 14～16 |

注：①两性霉素 B 双碟的制备，用菌层 15ml 代替两层。
②乙酰螺旋霉素，抗Ⅱ检定培养基制备时，调节 pH 使灭菌后为 8.0～8.2。
③含 3% 氯化钠。
④加 0.3% 葡萄糖。

上表中所列培养基及其制备方法如下。

培养基 Ⅰ

胨　　　　　　　5g　　　　　　琼脂　　　　　　15～20g

| 牛肉浸出粉 | 3g | 水 | 1000ml |
|---|---|---|---|
| 磷酸氢二钾 | 3g | | |

除琼脂外，混合上述成分，调节 pH 使比最终的 pH 略高 0.2 ~ 0.4，加入琼脂，加热熔化后滤过，调节 pH 使灭菌后为 7.8 ~ 8.0 或 6.5 ~ 6.6，在 115℃ 灭菌 30 分钟。

培养基Ⅱ

| 胨 | 6g | 葡萄糖 | 1g |
|---|---|---|---|
| 牛肉浸出粉 | 1.5g | 琼脂 | 15 ~ 20g |
| 酵母浸出粉 | 6g | 水 | 1000ml |

除琼脂和葡萄糖外，混合上述成分，调节 pH 使比最终的 pH 略高 0.2 ~ 0.4，加入琼脂，加热熔化后滤过，加葡萄糖溶解后，摇匀，调节 pH 使灭菌后为 7.8 ~ 8.0 或 6.5 ~ 6.6，在 115℃ 灭菌 30 分钟。

培养基Ⅲ

| 胨 | 5g | 磷酸氢二钾 | 3.68g |
|---|---|---|---|
| 牛肉浸出粉 | 1.5g | 磷酸二氢钾 | 1.32g |
| 酵母浸出粉 | 3g | 葡萄糖 | 1g |
| 氯化钠 | 3.5g | 水 | 1000ml |

除葡萄糖外，混合上述成分，加热熔化后滤过，加葡萄糖溶解后，摇匀，调节 pH 使灭菌后为 7.0 ~ 7.2，在 115℃ 灭菌 30 分钟。

培养基Ⅳ

| 胨 | 10g | 葡萄糖 | 10g |
|---|---|---|---|
| 氯化钠 | 10g | 琼脂 | 20 ~ 30g |
| 枸橼酸钠 | 10g | 水 | 1000ml |

除琼脂和葡萄糖外，混合上述成分，调节 pH 使比最终的 pH 略高 0.2 ~ 0.4，加入琼脂，在 109℃ 加热 15 分钟，于 70℃ 以上保温静置 1 小时后滤过，加葡萄糖溶解后，摇匀，调节 pH 使灭菌后为 6.0 ~ 6.2，在 115℃ 灭菌 30 分钟。

培养基Ⅴ

| 胨 | 10g | 琼脂 | 15 ~ 20g |
|---|---|---|---|
| 麦芽糖 | 40g | 水 | 1000ml |

除琼脂和麦芽糖外，混合上述成分，调节 pH 使比最终的 pH 略高 0.2 ~ 0.4，加入琼脂，加热熔化后滤过，加麦芽糖溶解后，摇匀，调节 pH 使灭菌后为 7.2 ~ 7.4，按需要分装，在 115℃ 灭菌 30 分钟。

培养基Ⅵ

| 胨 | 8g | 磷酸二氢钾 | 1g |
|---|---|---|---|
| 牛肉浸出粉 | 3g | 葡萄糖 | 2.5g |
| 酵母浸出粉 | 5g | 琼脂 | 15 ~ 20g |
| 氯化钠 | 45g | 水 | 1000ml |

| 磷酸氢二钾 | 3.3g |
|---|---|

除琼脂和葡萄糖外，混合上述成分，调节 pH 使比最终的 pH 略高 0.2～0.4，加入琼脂，加热熔化后滤过，加葡萄糖溶解后，摇匀，调节 pH 使灭菌后为 7.2～7.4，在 115℃灭菌 30 分钟。

培养基Ⅶ

| 胨 | 5g | 枸橼酸钠 | 10g |
|---|---|---|---|
| 牛肉浸出粉 | 3g | 琼脂 | 15～20g |
| 磷酸氢二钾 | 7g | 水 | 1000ml |
| 磷酸二氢钾 | 3g | | |

除琼脂外，混合上述成分，调节 pH 使比最终的 pH 略高 0.2～0.4，加入琼脂，加热熔化后滤过，调节 pH 使灭菌后为 6.5～6.6，在 115℃灭菌 30 分钟。

培养基Ⅷ

| 酵母浸出粉 | 1g | 琼脂 | 15～20g |
|---|---|---|---|
| 硫酸铵 | 1g | 磷酸盐缓冲液（pH 6.0） | 1000ml |
| 葡萄糖 | 5g | | |

混合上述成分，加热熔化后滤过，调节 pH 使灭菌后为 6.5～6.6，在 115℃灭菌 30 分钟。

营养琼脂培养基

| 胨 | 10g | 琼脂 | 15～20g |
|---|---|---|---|
| 氯化钠 | 5g | 肉浸液 | 1000ml |

除琼脂外，混合上述成分，调节 pH 使比最终的 pH 略高 0.2～0.4，加入琼脂，加热熔化后滤过，调节 pH 使灭菌后为 7.2～7.4，分装，在 115℃灭菌 30 分钟，趁热斜放使凝固成斜面。

培养基可以采用相同成分的干燥培养基代替，临用时，照使用说明配制和灭菌，备用。

表 11-1 所示各种灭菌缓冲液的配制方法如下。

（1）磷酸盐缓冲液（pH 6.0）　取磷酸氢二钾 2g 与磷酸二氢钾 8g，加水使成 1000ml，滤过，在 115℃灭菌 30 分钟。

（2）磷酸盐缓冲液（pH 7.0）　取磷酸氢二钠 9.39g 与磷酸二氢钾 3.5g，加水使成 1000ml，滤过，在 115℃灭菌 30 分钟。

（3）磷酸盐缓冲液（pH 7.8）　取磷酸氢二钾 5.59g 与磷酸二氢钾 0.41g，加水使成 1000ml，滤过，在 115℃灭菌 30 分钟。

（4）磷酸盐缓冲液（pH 10.5）　取磷酸氢二钾 35g，加 10mol/L 氢氧化钾溶液 2ml，加水使成 1000ml，滤过，在 115℃灭菌 30 分钟。

表 11-1 中所示试验菌菌悬液的制备方法如下。

（1）枯草芽孢杆菌悬液　取枯草芽孢杆菌［CMCC（B）63501］的营养琼脂斜面培养物，接种于盛有营养琼脂培养基的培养瓶中，在 35～37℃培养 7 日，用革兰染色法涂片镜检，应有芽孢 85% 以上。用灭菌水将芽孢洗下，在 65℃ 加热 30 分钟，备用。

（2）短小芽孢杆菌悬液 取短小芽孢杆菌 ［CMCC（B）63202］的营养琼脂斜面培养物，照上述方法制备。

（3）金黄色葡萄球菌悬液 取金黄色葡萄球菌 ［CMCC（B）26003］的营养琼脂斜面培养物，接种于营养琼脂斜面上，在 35～37℃ 培养 20～22 小时。临用时，用灭菌水或 0.9% 灭菌氯化钠溶液将菌苔洗下，备用。

（4）藤黄微球菌悬液 取藤黄微球菌 ［CMCC（B）28001］的营养琼脂斜面培养物，接种于盛有营养琼脂培养基的培养瓶中，在 26～27℃ 培养 24 小时，或采用适当方法制备的菌斜面，用培养基Ⅲ或 0.9% 灭菌氯化钠溶液将菌苔洗下，备用。

（5）大肠埃希菌悬液 取大肠埃希菌 ［CMCC（B）44103］的营养琼脂斜面培养物，接种于营养琼脂斜面上，在 35～37℃ 培养 20～22 小时。临用时，用灭菌水将菌苔洗下，备用。

（6）啤酒酵母菌悬液 取啤酒酵母菌（9763）的 Ⅴ 号培养基琼脂斜面培养物，接种于Ⅳ号培养基琼脂斜面上。在 32～35℃ 培养 24 小时，用灭菌水将菌苔洗下置于含有灭菌玻璃珠的试管中，振摇均匀，备用。

（7）肺炎克雷伯菌悬液 取肺炎克雷伯菌 ［CMCC（B）46117］的营养琼脂斜面培养物，接种于营养琼脂斜面上，在 35～37℃ 培养 20～22 小时。临用时，用灭菌水将菌苔洗下，备用。

（8）支气管炎博德特菌悬液 取支气管炎博德特菌 ［CMCC（B）58403］的营养琼脂斜面培养物，接种于营养琼脂斜面上，在 32～35℃ 培养 24 小时。临用时，用灭菌水将菌苔洗下，备用。

## 任务二 抗生素溶液的配制

PPT

抗生素是指一类由生物（包括微生物、动物和植物在内）在其生命活动过程中所产生的，能在低微浓度下有选择地抑制或杀灭其他生物的化学物质，主要是细菌、放线菌和真菌等微生物的代谢产物，可用微生物发酵法或化学合成与半合成法进行生产。抗生素是临床中常用的一大类药物，根据不同的标准又可分为不同的类型，根据抗生素的化学结构和作用机制可分为 $\beta$-内酰胺类（比如青霉素、阿莫西林、头孢氨苄、克拉维酸等）、四环素类（比如四环素）、氨基糖苷类（比如链霉素、庆大霉素、核糖霉素等）、大环内酯类（比如红霉素、螺旋霉素等）和其他类（比如氯霉素、林可霉素、磷霉素等）。

抗生素标准品与供试品在抗生素效价测定时，均以较小的浓度参加反应，在实际操作过程中，一般是将抗生素标准品与供试品用无菌缓冲液先配成浓度较高的母液，在双碟最后，再将母液快速稀释成浓度较低的溶液滴至小钢管。

本任务以庆大霉素标准品与供试品母液的配制为例，介绍抗生素效价测定用缓冲液、供试品溶液和标准品溶液的配制。

## 一、缓冲液的配制

计算用量→称量→溶解→分装→灭菌。

从表 11-1 中查到所需的缓冲溶液是 pH 7.8 的磷酸盐缓冲液，再找出其配方如下：取磷酸氢二钾 5.59g 与磷酸二氢钾 0.41g，加水使成 1000ml，滤过，在 115℃灭菌 30 分钟。

根据自己需求的量计算两种成分的用量后用电子天平称量，放入烧杯中，用量筒量取一定体积的蒸馏水，搅拌使之溶解后分装到具塞容量瓶中，贴上标签，放入高压蒸汽灭菌器中灭菌备用。

## 二、供试品溶液的配制

称量→溶解→定容→稀释。

取药品 10 片，用分析天平对其进行精密称定，求得平均片重。根据药品的标示量及上述要求取相当于庆大霉素 0.1g 计算称取药品粉末的质量，即约 0.1g/标示量 * 平均片重。将药片研细后按以上计算值的 ±10% 的范围进行称取研细的药品粉末，倒入一无菌小烧杯中，先加少量灭菌水溶解后转移至 100ml 无菌容量瓶中。1000 庆大霉素单位相当于 1mg 庆大霉素。

用少量灭菌水对烧杯洗涤 2~3 次，并将洗液转移至 100ml 的无菌容量瓶中，再加灭菌水到容量瓶的刻度，摇匀，即得 1ml 中约含 1000 单位的悬液，静置，备用。

## 三、标准品溶液的制备

应与供试品的配制过程同步进行，且方法相同。

标准品与样品从冰箱取出后，使与室温平衡。供试品应放于干燥器内至少 30 分钟后方可称取。称量最好为一次取样称量，动作迅速，不能反复称取，取样后立即将称量瓶瓶盖盖好，以免吸水。标准品的称量最好用 1/100000 克的分析天平，样品称量要用不得低于 1/10000 克的分析天平。天平中的干燥剂应注意经常更换。称量结束后，加入超声波处理后的磷酸缓冲液，定容至刻度，过滤

> **请你想一想**
>
> 抗生素标准品的效价单位是准确、明确标明的。配制时称量是不能预先确定的，如何根据标准品的称量数量计算出缓冲溶液的用量，配制出想要的准确浓度抗生素标准品溶液？写出配制精确浓度抗生素标准品溶液的操作。

并稀释。稀释时，都应采用容量瓶，每一步稀释取样量不得少于 2ml。用刻度吸管吸取溶液前，要用待稀释液冲洗吸管 2~3 次，吸取溶液后，要用滤纸把刻度吸管外壁多余液体擦去，再从起始刻度开始放溶液。把稀释后的抗生素溶液分装至干燥的灭菌小烧杯待用。在称量抗生素样品过程中，操作者的工作服上有可能会沾染抗生素粉末，在配培养基、加底层培养基、加菌层培养基或滴加抗生素溶液时，会随衣袖的抖动落入

培养基，造成破圈或者无抑菌圈。所以配制抗生素溶液应单独使用一套工作服。

PPT

## 任务三　双碟的制备

一定浓度的抗生素溶液在合适的含菌培养基上会抑制微生物的生长而形成抑菌圈，同一种抗生素、浓度接近、用量一致时，在同一环境下会形成相同大小的抑菌圈，比较抑菌圈大小就可判断二者活性的大小。在已知一种溶液（标准品）的浓度时，可以通过计算得到另一种溶液（供试品）的浓度。

提供试验菌生长的营养物质是无菌培养菌（底层），接种是含菌培养基（菌层），使用的器皿是直径 90 的平底培养皿，限制抗生素溶液用量的是不锈钢小管（牛津杯）。三者合在一起就是双碟。

本任务以庆大霉素效价测定双碟制备为例，让学生学会培养基的制备与保藏、试验菌的培养及菌悬液的配制、牛津杯的检测与放置。

### 一、无菌培养基的配制 e 微课

计算用量→称量→溶解→调节 pH→分装→灭菌。

从表 11 - 1 知本实验所用培养基为 pH 7.8 ~ 8.0 的 I 号培养基，从《中国药典》（2020 年版）中查询得知配制方法如下。

培养基 I

| 蛋白胨 | 5g | 琼脂 | 15 ~ 20g |
| 牛肉浸出粉 | 3g | 水 | 1000ml |
| 磷酸氢二钾 | 3g | | |

除琼脂外，混合上述成分，调节 pH 使 pH 比最终 pH 略高 0.2 ~ 0.4，加入琼脂，加热熔化后过滤，调节 pH 使灭菌后为 7.8 ~ 8.0 或 6.5 ~ 6.6，在 115℃灭菌 30 分钟。

先按实验要求计算出培养基的用量，根据配方换算各成分的用量后用电子秤称量备用。根据配制要求，将除琼脂以外的成分放入一不锈钢锅内，按要求加入一定体积的水，记下水位，在电

**请你想一想**

培养基在配方中都是以 1000ml 为单位注明各种物质的用量，在实训中只需要配制 400ml 左右的量，在实际工作中，一次配制的培养基需要供半个月或更长时间使用，如何根据实际用量计算出相应各种物质的用量？写出土霉素效价微生物检定法中培养基用量为 600ml 和 2300ml 的配方。

磁炉上加热溶解，补足水量后用 pH 5.5 ~ 9.0 的精密 pH 试纸、1mol/L 的氢氧化钠和盐酸调节 pH 到 8.0 ~ 8.4，再加入已经称量好的琼脂条或琼脂粉，记下水位，加热熔化后补足水量，滤过，调节 pH 到 8.0 ~ 8.2（由于经过高压灭菌，培养基的 pH 会下降 0.2 左右，故调节时要使之比终 pH 略高），分装，高压灭菌后备用。

## 二、含菌培养基的制备

由表 11 - 1 知本药品对应的试验菌为短小芽孢杆菌〔CMCC（B）63202〕，查询药典得到制备方法如下：短小芽孢杆菌悬液：取短小芽孢杆菌〔CMCC（B）63202〕的营养琼脂斜面培养物，接种于盛有营养琼脂培养基的培养瓶中，在35~37℃培养7日，用革兰染色法涂片镜检，应有芽孢85%以上。用灭菌水将芽孢洗下，在65℃加热30分钟，加入在一定量放冷至48~50℃的无菌培养基，摇匀，备用。

## 三、培养皿、牛津杯的检测与清洗

**1. 培养皿水平的检测**　培养皿要检查其底是否水平，小钢管（牛津杯）须检查其大小差异是否符合相关要求。试验应该选择规格为90mm且底面平整的玻璃双碟，以免底面的凹凸影响琼脂层的厚度。可将双碟放置在水平台上，双碟下垫一层白纸，加入3ml水，再滴加蓝墨水，根据蓝色是否深浅一致来判断双碟底面是否平整。

**2. 牛津杯的检测**　牛津杯（小不锈钢管），须用游标卡尺测量其高度、内径和外径，要求其内径为6.0mm±0.1mm，高为10.0mm±0.1mm，外径为7.8mm±0.1mm。这样才能使得牛津杯在培养基中下陷相同的深度，抗生素溶液扩散均匀，这才有可比性。如果小钢管两端不够平，就应予剔除，否则会使抗生素溶液漏出，破坏均匀扩散现象。

**3. 培养皿与牛津杯的清洗**　抗生素试验中，玻璃双碟、小钢管往往会连续使用。由于清洗不彻底的原因，培养皿和牛津杯还是容易残留上次试验中的抗生素（庆大霉素、乙酰螺旋霉素等）或者被清洗用的杀菌剂（如新洁而灭、洗洁精、去污粉等）污染，以至于在下次试验中造成抑菌圈不正常的现象。因此，在清洗时要尤为注意多用流水冲洗，160℃干热灭菌2小时后备用。

## 四、加底层

用大口的20ml无菌胖肚吸管在标记好的培养皿中分别注入加热融化的无菌培养基（照表11-1）20ml，使在碟底内均匀摊布，放置水平台上使凝固，作为底层。

无菌室工作台面可能因为使用时间已久，变得凹凸不平或者倾斜，会影响培养基菌层的厚度均匀性。菌层越薄，形成的抑菌圈越大，会给试验造成很大的误差。可以在桌面上放置一块足够大的玻璃平板，保证双碟放置区域的平整。在双碟底部预先标记样品的高低浓度区域，在加注培养基底层的时候，有顺序地按照一致方向排列。接下来加注培养基菌层的时候，仍然按照原来的位置与方向排列。这样，即使桌面不够水平，还是能够保证培养基菌层是在水平的培养基底层上铺开，达到消除误差的目的。

试验中加注的培养基如果温度太低，就很容易在内部结块，或者加注到双碟之后不能及时铺开，使得培养基表面为非水平面，给试验带来误差。加注60~80℃的培养基底层之后，不应立即给双碟加盖。因为温度过高的培养基会形成大量的水蒸气，在双碟盖上凝集并滴落在已经凝固定的底层培养基上，会给培养基菌层的加注带来影响。

## 五、加菌层

在底层已经凝固的双碟中用 10ml 的大口刻度吸管分别加入 5ml 含菌培养基，摇匀，使在底层上均匀摊布，作为菌层。放置水平台上冷却后，备用。

制备琼脂培养基菌层时，培养基温度过高或者受热时间太长都会导致试验菌死亡。当菌种为非芽孢杆菌的时候，现象尤为明显，甚至会出现无菌生长。因此，培养基应放在 50℃ 水浴中保温。当加入试验菌种混匀后，应尽快加注到底层培养基上。在试验时，如果从大瓶内用刻度吸管吸取带菌培养基，吸管中培养基量少极易冷却，加在底层培养基上就不易均匀铺开，导致菌层厚度不均，影响抑菌圈的直径。因此可以事先把配制好的培养基分装在具塞试管内，每管 5ml，湿热灭菌后放在 50℃ 水浴锅内保温。试验中，再分别加入菌液混匀，配制成带菌琼脂。振荡混匀后继续保温 5 分钟使培养基温度回升，然后直接倒在底层培养基上，转动双碟使培养基均匀铺开。

## 六、加牛津杯

在上述每一双碟中在标记的位置用镊子或钢管放置器（图 11 - 3）放置牛津杯 4 个，加盖备用。

放置小钢管时，注意管与管之间不能太靠近，否则会引起相邻的两个抑菌圈之间的抗生素扩散区中的浓度增大，相互影响，形成卵圆形或椭圆形抑菌圈。管与双碟边缘同样，也不能太靠近，因为液面浸润作用，边缘的琼脂培养基菌层为非平面，会影响抑菌圈的形状。试验前，可在双碟的底上用尺测量，做好标记，试验中可以按照双碟底面标记位置来放置小钢管，避免放置位置不恰当产生的问题。小钢管放置时，要小心地从同一高度垂直放在菌层培养基上，不得下陷，不得倾斜，不能用悬空往下掉的方法。放置之后，不能随意移动，要静置 5 分钟，使之在琼脂内稍向下沉降稳定后，再开始滴加抗生素溶液。

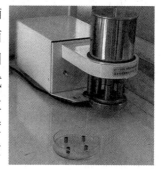

**图 11 - 3　钢管放置器**

## 📖 任务四　加药培养、抑菌圈测量及培养物处理

PPT

二剂量法是利用抗生素标准品与供试品溶液高、低二个浓度在一个双碟中形成大小不同的抑菌圈，比较标准品与供试品抑菌圈大小，从而计算出供试品效价的方法。抗生素标准品与供试品效价单位数目大，母液制备的溶液浓度也较高，直接用高浓度，抑菌圈直径太大，造成抑菌圈交叠而影响效价单位测量结果，可能产生临床中的不安

全性；如果用标准品与供试品直接配成反应浓度参加试验，会造成标准品的浪费或供试品取样不合规定，故抗生素溶液用前应稀释。

牛津杯为不锈钢小管，通过检测的合格牛津杯会反复使用，为了不影响下次测定结果，每次用后均应进行处理。测定用的双碟含有活的微生物及抗生素液，直接废弃会污染环境，必须处理后才能丢弃。

本任务以庆大霉素的效价测定为例，培养学生稀释抗生素母液、正确滴加抗生素稀释液、准确测量抑菌圈直径、正确处理牛津杯及培养物的实践能力。

## 一、抗生素标准品与供试品溶液的稀释

按规定抗生素液浓度要求在 5 ~ 12U/ml，且使用稀释剂是 pH 7.8 的磷酸盐缓冲液，先取 5ml（1000U/ml）→50ml 量瓶→100U/ml；再取 5ml（100U/ml）→50ml 量瓶→10U/ml（H）；取 5ml（100U/ml）→100ml 量瓶→5U/ml（L）。

稀释时，都应采用量瓶，每一步稀释取样量不得少于 2ml。用刻度吸管吸取溶液前，要用待稀释液冲洗吸管 2 ~ 3 次，吸取溶液后，要用滤纸把刻度吸管外壁多余液体擦去，再从起始刻度开始放溶液。把稀释后的抗生素溶液分装至干燥灭菌小烧杯待用。

## 二、加抗生素液

在每一双碟中对角的 2 个牛津杯中分别滴装高浓度及低浓度的标准品溶液，其余 2 个小管中分别滴装相应的高低两种浓度的供试品溶液，滴加抗生素溶液按照 SH→UH→SL→UL。滴加之前，滴管至少要用被滴液体冲洗 3 次。在滴加抗生素到牛津杯的时候，由于毛细管内抗生素溶液往往会有气泡或者毛细管开口端有液体残留，继续滴加容易造成气泡膨胀破裂，使溶液溅落在琼脂培养基表面造成破圈。因此一旦毛细管中出现气泡或者残留，就重新吸取抗生素溶液进行滴加，毛细管口应避免太细，滴加的时候离开牛津杯口距离不要太高。滴加中若有溅出，可用滤纸片轻轻吸去，不致造成破圈。在滴加中还有可能出现抗生素溶液滴入牛津杯后，没有与琼脂培养基菌层接触，有一段空气被压在溶液与培养基之间，这样是不会产生抑菌圈的。此时可以小心地用滴管吸出牛津杯内的抗生素溶液，弃去，换滴管重新滴加。抗生素溶液滴加后，液面应该与牛津杯管口齐平，液面反光呈黑色（抗生素液体加入量不能按滴计算，即使同一滴管，每滴的量也有差异）。如果抗生素溶液滴加过满，可以用无菌滤纸片小心吸去多余部分。

## 三、培养

各个培养皿加上陶瓦盖后根据表 11 - 1 中要求，在 35 ~ 37℃ 的恒温培养箱中培养 14 ~ 16 小时。滴加了抗生素溶液后的双碟忌震动，要轻拿轻放。双碟在规定的温度下培养规定的时间。时间太短会造成抑菌圈模糊，太长则会使菌株对抗生素的敏感性下

降，在抑菌圈边缘的菌继续生长，使得抑菌圈变小。在培养过程中，如果温度不均匀（过于接近热原），会造成同一双碟上细菌生长速率不等，使抑菌圈变小或者不圆。所以把双碟放入培养箱时，要与箱壁保持一定的距离，双碟叠放也不能超过 3 个。培养中，箱门不得随意开启，以免影响温度。应注意观察温度，防止意外过冷过热。

## 四、测量抑菌圈及记录

将培养好的双碟取出，打开陶瓦盖，用镊子将牛津杯取出，放入盛有 1∶1000 苯扎溴铵溶液或其他消毒液内，换上玻璃盖。用游标卡尺测量，测量时，眼睛视线应与读数刻度垂直，用尖端与抑菌圈直径的切点成垂直方向测量。或将换好玻璃盖的双碟四个或六个放入扫描仪（图 11 - 4）相应的位置，推入抽屉扫描测得抑菌圈直径。将测出的抑菌圈数据记录相应表格中（表 11 - 2）。

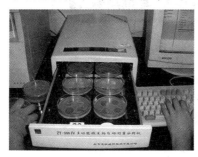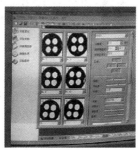

图 11 - 4　操作过程及记录结果

表 11 - 2　测定结果表

|  | SL | SH | UL | UH |
|---|---|---|---|---|
| 剂量（U/ml） | 5 | 10 | 5 | 10 |
| 碟 1（mm） | 1.840 | 2.138 | 1.846 | 2.140 |
| 碟 2（mm） | 1.838 | 2.134 | 1.848 | 2.158 |
| 碟 3（mm） | 1.842 | 2.122 | 1.844 | 2.156 |
| 碟 4（mm） | 1.834 | 2.144 | 1.842 | 2.136 |
| 碟 5（mm） | 1.836 | 2.144 | 1.846 | 2.152 |
| 碟 6（mm） | 1.838 | 2.136 | 1.840 | 2.148 |

试验结果中抑菌圈直径不应该过大或者过小，在试验之前，应先做一个关于用不同浓度菌液配制的琼脂培养基菌层预试验，选择抑菌圈直径在 18～22mm 的菌液浓度为试验用浓度（菌液浓度约为 106 个/ml）。批量试验中后期，菌液保存的时间过久，菌株

**请你想一想**

抗生素效价微生物检定法中抑菌圈边缘不清晰、抑菌圈外形不规则均会影响抑菌圈的测量，进而改变抗生素效价单位的检定结果，产生临床安全隐患。如何获得边缘清晰、外形规则的抑菌圈？

就会逐渐衰亡，生长周期不一致，影响其对抗生素的敏感度，导致抑菌圈变大、模糊或者出现双圈。如果菌株不纯，也会造成这样的结果。因此，菌液在使用一段时间后，可以重新配制纯化或者减小原来菌液在使用中的稀释倍数。

用游标卡尺测量抑菌圈直径，可以在双碟底部垫一张黑纸，在灯光下测量。不能取去小钢管再测量，因为小钢管中残余的抗生素溶液会流出扩散，使抑菌圈变得模糊。不能把双碟翻转过来测量抑菌圈直径，因为底面玻璃折射会影响抑菌圈测量的准确度。

### 五、培养物的处理

将测量完抑菌圈的双碟在灭菌器中灭菌，括去培养物，清洗培养皿，干燥。

## 任务五　数据处理与结果判断

抗生素效价微生物检定法中，由于各种原因，可能出现某个数据缺失或个别数据特别大、特别小的现象，在一定数量范围内，可以根据其他数据，通过计算补齐或者用计算出的数据替代特别大或特别小的数据。如果由于操作不规范或其他原因，测出数据的可信限率超过规定标准，说明误差过大，测出数据为无效数据，必须重新试验。

### 一、特大特小值的剔除

在同一剂量的各个反应中，如果出现个别特大或特小的反应值，应按以下方法断定是否剔除。

设 $y_a$ 为特异反应值或其函数，$y_n$ 为相对应的另一反应值，$y_2$、$y_3$ 为与 $y_a$ 最接近的两个反应值，$y_{n-1}$、$y_{n-2}$ 为与 $y_n$ 最接近的两个反应值，$n$ 是组内反应的个数，将各数值按大小次序排列如下：

$y_a$　$y_2$　$y_3$　……　$y_{n-2}$　$y_{n-1}y_n$

如 $y_a$ 特大，则依次减小，反之，则依次增加。再计算 $J$ 值。

当 $n=3\sim7$ 时，$J_1=(y_2-y_a)/(y_n-y_a)$

当 $n=8\sim13$ 时，$J_2=(y_3-y_a)/(y_{n-1}-y_a)$

当 $n=14\sim20$ 时，$J_3=(y_3-y_a)/(y_{n-2}-y_a)$

查 $J$ 值表，如计算 $J_1$（$J_2$、$J_3$）$>J$ 表值时，该 $y_a$ 值应除去。

【例1】　某次 $d_{T1}$ 的数值为：

15.80　20.10　16.90　16.85　16.80　15.85　15.90　15.70

判断 20.10 是否为特大值。

**J 值表**

| $N$ | 3 | 4 | 5 | 6 | 7 | |
|---|---|---|---|---|---|---|
| $J_1$ | 0.98 | 0.85 | 0.73 | 0.64 | 0.59 | |
| $N$ | 8 | 9 | 10 | 11 | 12 | 13 |
| $J_2$ | 0.78 | 0.73 | 0.68 | 0.64 | 0.61 | 0.58 |
| $N$ | 14 | 15 | 16 | 17 | 18 | 19 | 20 |
| $J_3$ | 0.60 | 0.58 | 0.56 | 0.54 | 0.53 | 0.51 | 0.50 |

**解**：$y_a = 20.10$　$y_2 = 16.90$　$y_3 = 16.85$

$y_n = 15.70$　$y_{n-2} = 15.80$　$y_{n-1} = 15.85$

$n = 8$

故　$J_2 = (y_3 - y_a) / (y_{n-1} - y_a)$

　　　　$= (16.85 - 20.10) / (15.85 - 20.10)$

　　　　$= 0.765 < 0.78$

20.10 不是特大值，不剔除。

【例2】　某次 $d_{S1}$ 值为：

14.80　22.32　16.90　16.85　16.20　16.10　16.05　15.95　135.17

　　　　104.77　　　　　　　　　　　　　　　　　　　793.42

判断 22.32 是否为特大值。

**解**：$y_a = 22.32$　$y_2 = 16.90$　$y_3 = 16.85$

$y_n = 14.80$　$y_{n-2} = 15.95$　$y_{n-2} = 16.05$

则 22.32　16.90　16.85　……　16.05　15.95　14.80

$n = 8$

$J_2 = (y_3 - y_a) / (y_{n-1} - y_a) = (16.85 - 22.32) / (15.95 - 22.32) = 0.869 > 0.78$

$J_2 > J$ 表值

故该值应剔除。

## 二、补项

反应值被剔除或因故缺项，应按下式补足：

$$y = (kC + mR - G) / [(k-1)(m-1)]$$

式中，C 为缺项所在剂量组内的反应值总和（不包括剔除值）；R 为缺项所在行的反应值总和（不包括剔除值）；G 为全部反应值总和（不包括剔除值）。

如上例 2 为：

R = 135.17 - 22.32 = 112.85

C = 104.77 - 22.32 = 82.45

G = 793.42 - 22.32 = 771.10

$$y = (kC + mR - G) / [(k-1)(m-1)]$$
$$= (8 \times 82.45 + 6 \times 112.85 - 771.10) / (8-1)(6-1)$$
$$= 16.16$$

## 三、结果计算与判断

将处理后的数据依次输入（2·2）法抗生素效价计算公式中，进行可靠性测定，对效价、单位、可信限、可信限率等进行计算。如果可信限率 <5%，检定结果有效，数据可用（表11-3）；如果可信限率 ≥5%，说明检定中误差太大，检定结果无效，数据不能用。

表 11-3　量反应平行线法可靠性测定表

| 量反应平行线测定随机区组设计（2·2）法（抗生素） | | | | | | |
|---|---|---|---|---|---|---|
| 标示量 ATU/mg | 1000000 | 缺项补足数 = | | 1 | | |
| 组比值 r = | 2 | 反应浓度 U/ml | | | | |
| 分组数 K = | 4 | | | | | |
| 各组数 m = | 5 | | | | | |
| 测定结果表 | | | | | | |
| | $Ds_1$ | $d_{S_2}$ | $D_{t_1}$ | $D_{t_2}$ | $\sum y_m$ | |
| 剂量 | 20 | 40 | 20 | 40 | | |
| Y | 36.5 | 63 | 38.5 | 65.5 | 203.5 | |
| （抑菌圈直径 mm） | 37 | 64 | 38 | 66 | 205 | |
| | 35 | 62.5 | 36.5 | 64 | 198 | |
| | 34.5 | 61.5 | 35.5 | 63 | 194.5 | |
| | 30 | 50 | 32 | 53 | 165 | |
| | | | | | | |
| $\sum y (k)$ | 173 | 301 | 180.5 | 311.5 | 966 | |
| | $S_1$ | $S_2$ | $T_1$ | $T_2$ | $\sum y$ | |
| 可靠性测定结果表 | | | | | | |
| 变异来源 | 差方和 | $f$ | 方差 | $F$ | $P$ | 结论 |
| 试品间 | 16.2 | 1 | 16.2 | 4.667976 | 0.053653 | 无显著差异 |
| 回归 | 3354.05 | 1 | 3354.05 | 966.4584 | 4.52E-12 | 极显著差异 |
| 偏离平行 | 0.45 | 1 | 0.45 | 0.129666 | 0.725597 | 无显著差异 |
| 剂间 | 3370.7 | 3 | 1123.567 | 323.752 | 5.24E-11 | 极显著差异 |
| 区组间 | 266.325 | 4 | 66.58125 | 19.18517 | 6.37E-05 | 极显著差异 |
| 误差 | 38.175 | 11 | 3.470455 | | | |

续表

| 可靠性测定结果表 | | | | | | | |
|---|---|---|---|---|---|---|---|
| 总 | 3675.2 | 19 | | | | | |
| $t$(0，05) | $V$ | $W$ | $D$ | $g$ | $R$ | $P_T$ | $S_W$ |
| 2.200985159 | 9 | 129.5 | 1 | 0.005012 | 1.049352 | 1049352 | 0.009731 |
| $R$ 的 FL = | 0.99909880876891 ~ 1.10266694041534 | | | | | | |
| $P_T$ 的 FL = | 999098.80876891 ~ 1102666.94041534 | | | | | | |
| $P_T$ 的 FL% = | 4.93486347781313% | | | | | | |

结果可用，该抗生素的实际效价单位为1049352U/mg。

## 四、书写检验报告

试验记录应包括抗生素的品种、剂型、规格、标示量、生产厂商、批号、检验目的、检验依据、检验日期、温度、湿度、标准品与供试品的称量、稀释步骤与核对人、抑菌圈测量结果。

### 请你想一想

抗生素效价微生物检定法中，由于各种原因可能会产生不正常的抑菌圈，测得的数据就形成了特异值，判断为特大或特小的数据必须剔除，并按一定方法补项。在可靠性测定中，有补项的试验，其自由度必须作相应减小，在补项的可靠性测定中自由度如何确定？为什么要减小自由度？

# 实训十九 二剂量法测定庆大霉素的效价

## 一、操作前的准备

**1. 场地准备** 二剂量法测定效价操作间一般为半无菌间，设紫外灯消毒，光线明亮，室温控制在 20～25℃，防止抗生素的污染，操作台可用稳固的水泥台，台面要用玻璃板垫平，用水平仪校准成水平。

**2. 仪器与用具** 培养箱、恒温水浴锅、钢管、陶瓦盖、滴定管、双碟、培养基、刻度吸管、量瓶、大烧杯、天平、游标卡尺、称量瓶等。将双碟、滴定管、20ml 刻度吸管、10ml 刻度吸管、5ml 及 2ml 刻度吸管各 1 支，钢管、镊子置于贮槽中，在干燥箱250℃灭菌 30 分钟，陶瓦盖烘干，应保持其清洁干燥。

**3. 菌悬液** 根据检品类型参照《中国药典》(2020 年版）选择适宜的菌种，并按《中国药典》规定方法制备菌悬液，取上述浓菌悬液，用灭菌水 1:3 稀释至灭菌试管中，冰箱保存备用。每次试验前，所加量应根据每次实验情况而定，灵活掌握。

## 二、缓冲液、标准品和供试品的配制

### 1. 无菌磷酸盐缓冲液的制备

（1）应知　缓冲液的组成及功能；缓冲液的配制步骤；高压蒸汽灭菌器的结构；溶液的灭菌方法。

（2）应会

**操作记录表**

| 序号 | 步骤 | 操作内容 |
|---|---|---|
| 1 | 选器具 | 高压蒸汽灭菌器、电子天平、1000ml 烧杯、100ml 无菌烧杯、无菌玻棒、无菌药匙 |
| 2 | 取药品 | 取磷酸氢二钾一瓶，磷酸二氢钾，蒸馏水 |
| 3 | 称量 | 电子天平称量磷酸氢二钾_____g 与磷酸二氢钾_____g 于小烧杯中 |
| 4 | 溶解 | 加水溶解，转移至大烧杯中，润洗_____遍，加水使至_____ml |
| 5 | 分装 | 将上述配制好的缓冲液分装至_____只_____ml 锥形瓶中，加塞，包扎 |
| 6 | 灭菌 | 将包扎好的缓冲液放入高压蒸汽灭菌锅中，_____℃，_____分钟灭菌 |
| 7 | 保藏 | 取出灭菌好的缓冲液，放至于_____保藏待用 |

### 2. 庆大霉素溶液的配制

（1）应知　庆大霉素溶液配制所用的缓冲液；庆大霉素溶液配制步骤；庆大霉素母液的浓度；磷酸缓冲液用量的计算方法；庆大霉素标准品称量的注意事项。

（2）应会

**操作记录表**

| 序号 | 步骤 | 操作内容 |
|---|---|---|
| 1 | 选器具 | 电子天平、100ml 无菌烧杯、无菌玻棒、无菌研钵、100ml 无菌溶量瓶、无菌移液管、无菌药匙 |
| 2 | 选药品 | 庆大霉素片、庆大霉素标准品、无菌水 |
| 3 | 称量庆大霉素 | 取_____片庆大霉素片，称量每片的重量，计算平均片重为_____将_____片药片放入无菌研钵中进行研磨，研细称取_____g 药粉于_____ml 无菌烧杯中 |
| 4 | 缓冲液用量的计算 | 庆大霉素片每毫克的单位为_____U，根据称取的庆大霉素粉末的量，缓冲液应为_____ml |
| 5 | 初溶导入溶量瓶 | 加入移液管取_____ml 无菌水至烧杯中，用无菌玻璃棒搅拌使药粉溶解，引流转移至_____ml 量瓶中 |
| 6 | 洗烧杯合并洗液 | 用定量的无菌水润洗烧杯_____次，将润洗液转移至量瓶中与初溶液合并 |
| 7 | 定容 | 用上述计算的缓冲液的量，减去初溶与润洗烧杯的量，得出应加入的缓冲液的余量，将余量加入量瓶即得 |
| 8 | 保藏 | 将配置好的母液放于_____中备用 |

### 三、双碟的制备

**1. 无菌培养基的制备与保藏**

（1）应知 菌培养基制备的步骤与无菌检测、无菌培养基的保藏方法与期限。

（2）应会

**操作记录表**

| 序号 | 步骤 | 操作内容 |
|---|---|---|
| 1 | 器具准备 | 天平、烧杯、电炉、锅、高压蒸汽灭菌器、锥形瓶、pH 试纸 |
| 2 | 药品准备 | 蛋白胨、牛肉浸出粉、磷酸氢二钾、琼脂、水、1mol/L NaOH、1mol/L HCl |
| 3 | 衡量药品 | 此实验需要配置200ml 培养基 I。应用电子天平称量蛋白胨＿＿＿＿g，琼脂＿＿＿＿g，牛肉浸出粉＿＿＿＿g，磷酸氢二钾＿＿＿＿g，水＿＿＿＿ml |
| 4 | 溶解调 pH | 除琼脂外，混合上述成分，加水并标记，放于电磁炉上稍加热溶解，取出，用＿＿＿＿或＿＿＿＿，调节＿＿＿＿值至＿＿＿＿ |
| 5 | 加琼脂 | 加入琼脂，加热溶化后滤过，加适量水至＿＿＿＿线 |
| 6 | 分装标记 | 将配制好的培养基分装至＿＿＿＿ml ＿＿＿＿中，加塞，包扎 |
| 7 | 灭菌 | 将培养基放置于高压蒸汽灭菌锅中，＿＿＿＿℃灭菌＿＿＿＿ |
| 8 | 无菌检测与保藏 | 将灭菌好的培养基放在37℃的恒温箱中＿＿＿＿天后，培养基上不得生长任何＿＿＿＿，放于＿＿＿＿可保藏＿＿＿＿天 |

**2. 含菌培养基的制备**

（1）应知 试验菌的确定方法；试验菌的培养时间；菌悬液的制备；含菌培养基的配制与保存。

（2）应会

**操作记录表**

| 序号 | 步骤 | 操作内容 |
|---|---|---|
| 1 | 无菌培养准备 | 短小芽孢杆菌、试管、接种环、无菌营养琼脂培养基、培养箱、恒温水浴锅 |
| 2 | 接种培养 | 取短小芽孢杆菌的营养琼脂斜面培养物，接种于盛有＿＿＿＿的培养瓶中，在＿＿＿＿℃培养＿＿＿＿日，用＿＿＿＿染色法涂片镜检，应有芽孢＿＿＿＿%以上 |
| 3 | 制菌悬液 | 用＿＿＿＿ml 灭菌水将芽孢洗下装于＿＿＿＿ml 试管中，在＿＿＿＿℃加热＿＿＿＿分钟 |
| 4 | 制含菌培养基 | 将菌悬液加入在＿＿＿＿ml 放冷至＿＿＿＿℃的无菌培养基，摇匀 |
| 5 | 含菌培养基的保存 | 将含菌培养基保存于＿＿＿＿℃恒温水浴锅中备用 |

**3. 培养皿牛津杯的检测与清洗**

（1）应知 识记培养皿、牛津杯的合格标准；会培养皿、牛津杯的检测与清洗；能对培养皿、牛津杯进行灭菌。

（2）应会

操作记录表

| 序号 | 步骤 | 操作内容 |
|------|------|----------|
| 1 | 培养皿检测 | 选择规格_____mm 且底面平整的玻璃双碟，将双碟放置在_____上，下垫一层_____纸，加入 3ml 水，再滴加蓝墨水，根据蓝色是否_____来判断双碟底面平整程度 |
| 2 | 培养皿清洗 | 用_____冲洗 |
| 3 | 牛津杯检测 | 用_____测量其高度、内径和外径，要求为内径为____ ___ mm ±_____mm，高为_____mm ±_____mm，外径为_____mm ±_____mm。如果小钢管两端不够平，就应予剔除 |
| 4 | 牛津杯清洗 | 用_____冲洗 |
| 5 | 培养皿牛津杯灭菌 | 将培养皿、牛津杯放至于干燥箱中，_____℃干热灭菌_____小时后备用 |

**4. 双碟的制备**

（1）应知　双碟制备的步骤；牛津杯的放置方法。

（2）应会

操作记录表

| 序号 | 步骤 | 操作内容 |
|------|------|----------|
| 1 | 测调实验桌水平 | 用_____进行测调试验桌面的水平 |
| 2 | 无菌培养基熔化 | 将_____放于电磁炉上_____加热熔化 |
| 3 | 加底层 | 用大口的_____ml 无菌胖肚吸管在标记好的培养皿中分别注入加热融化的无菌培养基_____ml，使在碟底内均匀摊布，放置水平台上使凝固，作为_____ |
| 4 | 加菌层 | 每一已加入底层的双碟中用_____ml 的刻度吸管分别加入_____ml _____使在底层上均匀摊布，作为_____。放置水平台上冷却后，备用 |
| 5 | 放牛津杯 | 管与管之间不能太靠_____，管与平皿边缘不能靠_____，在双碟的底上用尺测量，做好标记。在标记的位置用镊子安置牛津杯_____个，加盖备用 |

## 四、加药培养、抑菌圈测量及培养物处理

**1. 抗生素溶液稀释、加药培养**

（1）应知　抗生素溶液参加反应浓度高低之比、稀释步骤、加药顺序。

（2）应会

操作记录表

| 序号 | 步骤 | 操作内容 |
|------|------|----------|
| 1 | 准备器具 | 无菌移液管、无菌 50 小烧杯、无菌滴管、无菌容量瓶、培养箱、灭菌器、游标卡尺、抗生素标准品与供试品母液、无菌磷酸盐缓冲液 |
| 2 | 取母液 | 取 1000U/ml 的庆大霉素溶液_____ml 于 100ml 无菌容量瓶中，用缓冲液定容至刻度，混匀得到 100U/ml 溶液。取 100U/ml 溶液_____ml 于 50ml 无菌容量瓶中，用缓冲液定容至刻度，得到浓度为_____U/ml（TH）庆大霉素溶液；取 100U/ml 溶液_____ml 于 100mL 无菌容量瓶中，用缓冲液定容至刻度，得到浓度为_____U/ml（TL）庆大霉素溶液。标准品同供试品，同样得到标准品的_____U/ml（SH），标准品的_____U/ml（SL） |

续表

| 序号 | 步骤 | 操作内容 |
|---|---|---|
| 3 | 加缓冲液 | 上述容量瓶中都用＿＿＿＿定容至＿＿＿＿（标准品同供试品），混匀得抗生素稀释溶液 |
| 4 | 倒稀释液 | 将上述高低浓度稀释液分别转移适量至 50ml 的无菌小烧杯中并做好标记，转移前应润洗烧杯与毛细滴管三次 |
| 5 | 一号双碟加药 | 在双碟中对角的＿＿＿＿个牛津杯中分别滴加＿＿＿＿的标准品溶液，其余＿＿＿＿个小管中分别滴加相应的高低两种浓度的＿＿＿＿溶液，滴加抗生素溶液按照 SH→TH→SL→TL |
| 6 | 二号双碟加药 | 滴加抗生素溶液的顺序为＿＿＿＿＿＿＿＿，其余同上 |
| 7 | 三号双碟加药 | 滴加抗生素溶液的顺序为＿＿＿＿＿＿＿＿，其余同上 |
| 8 | 四号双碟加药 | 滴加抗生素溶液的顺序为＿＿＿＿＿＿＿＿，其余同上 |
| 9 | 培养 | 各个培养皿加上＿＿＿＿盖后放于＿＿＿＿℃的恒温培养箱中培养＿＿＿＿小时 |

**2. 抑菌圈测量、培养物处理**

（1）应知　抑菌圈测量方法种类；常用抑菌圈测量的操作步骤；培养物处理步骤。

（2）应会

操作记录表

| 序号 | 步骤 | 操作内容 |
|---|---|---|
| 1 | 换盖 | 将培养好的双碟取出，打开＿＿＿＿，换以＿＿＿＿ |
| 2 | 取牛津杯 | 用镊子将牛津杯取出放入盛有＿＿＿＿溶液中 |
| 3 | 测量抑菌圈 | 用＿＿＿＿测量，测量时，眼睛视线应与读数刻度＿＿＿＿，用尖端与抑菌圈直径的＿＿＿＿成垂直方向测量；或将换好玻璃盖的双碟＿＿＿＿个或＿＿＿＿个放入扫描仪相应的位置，推入抽屉扫描测得抑菌圈直径数量。将测出的抑菌圈数据记录相应表格中 |
| 4 | 灭菌 | 取出的＿＿＿＿放入盛有1:1000苯扎溴铵溶液内消毒；将测量完抑菌圈的＿＿＿＿放在灭菌器中灭菌后，括去 |
| 5 | 清洗 | 用＿＿＿＿清洗小钢管、培养皿，再用＿＿＿＿清洗 |
| 6 | 干燥 | 将牛津杯、平皿放于＿＿＿＿中＿＿＿＿ |

## 五、检定数据处理与结果判断

**1.** 应知　可信限、可信限率的含义；抗生素效价微生物检定法可靠性测定的判断标准；效价测定结果的判断标准。

**2.** 应会

操作记录表

| 序号 | 步骤 | 操作内容 |
|---|---|---|
| 1 | 特大特小值剔除 | 若出现某个数据缺失则可剔除，若出现个别数据特别大、特别小的现象，应通过＿＿＿＿判断是否该剔除 |
| 2 | 补项 | 在＿＿＿＿范围内，可以根据其他数据通过计算补齐或者用计算出的数据替代特别大或特别小的数据 |

续表

| 序号 | 步骤 | 操作内容 |
|---|---|---|
| 3 | 结果计算 | 将处理后的数据依次输入抗生素效价计算公式中，进行可靠性检验，对效价、单位、可信限、可信限率等进行计算 |
| 4 | 结果判断 | 可靠性测验中，回归非常_____、偏离平等_____，说明此次检定试验是_____，数据可用于结果计算，反之，回归_____或偏离平等_____或回归_____、偏离平等_____，说明此次检定试验是_____，数据不能用于结果计算，试验失败。计算结果中，如果可信限率<5%，检定结果有效，计算数据可用；如果可信限率≥5%，说明检定中误差太大，检定结果无效，计算数据不能用 |

## 六、书写检验报告

## 目标检测

一、选择题（1~7题为单选题，8~10题为多选题）

1. 抗生素效价表示单位不包括（　　）。

　　A. 质量单位　　　　　　　　　　　B. 特定单位

　　C. 重量单位　　　　　　　　　　　D. 类似质量单位

2. 关于管碟法，描述错误的是（　　）

　　A. 培养基不可以有沉淀，可高温加热过滤，再分装灭菌备用

　　B. 制成的芽孢悬液，在70~75℃加热30分钟，冷却成浓芽孢液

　　C. 每次用吸管，都要用被吸液洗2~3次

　　D. 可以用一支毛细滴管按 $S_2$，$T_2$，$S_1$，$T_1$ 顺序滴加药液

3. 下列关于双碟制备前准备的叙述正确的是（　　）。

　　A. 无菌室开启紫外灯最多30分钟

　　B. 无须用水平仪校正测定操作平台的水平

　　C. 将已灭菌的生物检定用培养皿及吸管移至无菌室内

　　D. 将已融化好的生物检定用培养基于70℃保温

4. 下列不属于影响管蝶法测定抗生素效价的因素是（　　）

　　A. 抑菌圈的大小　　　　　　　　　B. 抑菌圈的形状

　　C. 抑菌圈边缘的清晰度　　　　　　D. 高、低剂量供试液滴加的顺序

5. 二剂量法进行滴碟时，滴加顺序为（　　）。

　　A. SH→TH→SL→TL　　　　　　　B. SH→SL→TH→TL

　　C. TH→SH→TL→SL　　　　　　　D. TH→TL→SH→SL

6. 下列说法不正确的是（　　）。

　　A. 标准品系指用于生物检定、抗生素或生化药品中含量或效价测定的标准物质

　　B. 抗生素国际标准品由各国指定检定机构或药厂协作标定后决定

C. 凡是国际上已制备的国际标准品的品种，在制备国家标准品时，均与国际标准品比较而定出效价

D. 每当中检所下发新批标准品后，原有批号的标准品则自动作废

7. 测定抗生素效价的方法中，主要用于对争议结果作出仲裁的是（ ）。

A. 比浊法 　　　 B. 稀释法 　　　　　 C. 一剂量法 　　　 D. 三剂量法

8. 《中国药典》（2020 年版）规定抗生素微生物检定法包括（ ）。

A. 管碟法 　　 B. 二剂量法 　　　　 C. 浊度法 　　　 D. 稀释法

9. 根据试验设计不同，管蝶法可分为（ ）。

A. 一剂量法 　　 B. 二剂量法 　　　　 C. 浊度法 　　　 D. 三剂量法

10. 根据抗生素的特性，其含量测定方法为（ ）。

A. 物理法 　　 B. 化学法 　　　　 C. 微生物检定法 　　 D. 物理化学法

## 二、思考题

1. 土霉素缓冲液的组成包括哪些？写出缓冲液的配制步骤。

2. 如何确定各双碟中抗生素稀释液的滴加顺序？

3. 土霉素抗生素稀释液的操作步骤是什么？

4. 怎么制备土霉素效价微生物检定法中的双碟？

5. 土霉素可靠性测定合格的标准是什么？

书网融合……

　　　微课 　　　　　　　划重点 　　　　　　　自测题

# 参考答案

**项目一**

一、选择题

1. C  2. A  3. D  4. A  5. C  6. C  7. D  8. B  9. D  10. C

**项目二**

一、选择题

1. B  2. C  3. B  4. D  5. C  6. B  7. B  8. ABC  9. AD  10. AD

**项目三**

一、选择题

1. AB  2. A  3. C  4. B  5. D  6. D  7. B  8. B  9. C  10. D

**项目四**

一、选择题

1. C  2. C  3. C  4. A  5. D  6. B  7. C  8. A  9. ABCD  10. ABCDEFG

**项目五**

一、选择题

1. D  2. C  3. A  4. C  5. A  6. A  7. C  8. C  9. C  10. ABCD

**项目六**

一、选择题

1. C  2. C  3. B  4. B  5. A  6. A  7. A  8. C  9. D  10. A

**项目七**

一、选择题

1. B  2. B  3. A  4. D  5. A  6. D  7. A  8. D  9. A  10. A

**项目八**

一、选择题

1. A  2. C  3. D  4. B  5. A  6. B  7. C  8. A  9. B  10. B

**项目九**

一、选择题

1. D  2. D  3. A  4. D  5. B  6. D  7. E  8. B  9. D  10. A

**项目十**

一、选择题

1. A  2. C  3. B  4. D  5. A  6. A  7. A  8. A  9. B  10. ABC

**项目十一**

一、选择题

1. D  2. D  3. C  4. D  5. A  6. B  7. D  8. BD  9. ABD  10. ABCD

# 参考文献

［1］李榆梅．药学微生物基础技术．北京：化学工业出版社，2004.

［2］林勇．微生物与寄生虫基础．北京：中国医药科技出版社，2016.

［3］汪穗福．药品生物测定技术．北京：中国医药科技出版社，1999.